何でも調べればわかる今、レジデントノートがめざすもの

創刊22年目となったレジデントノート。
皆さまの声を聞きながら、
「研修医が現場で困っていること」や「意外と教わらないこと」、
「研修中に必ず身につけたいこと」を取り上げます。

そして、研修医に必要なことをしっかり押さえた、
具体的でわかりやすい解説を大切にします。

救急外来や病棟はもちろん、新しい科をローテートするとき、
あるテーマについて一通り勉強したいときも
ぜひ本誌をご活用ください。

私たちはこれからも読者の皆さまと
ともに歩んでいきます。

研修医を応援する単行本も続々発刊！

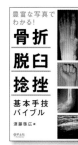
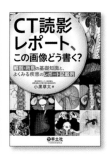
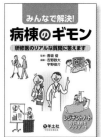
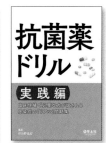
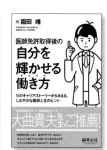

羊土社

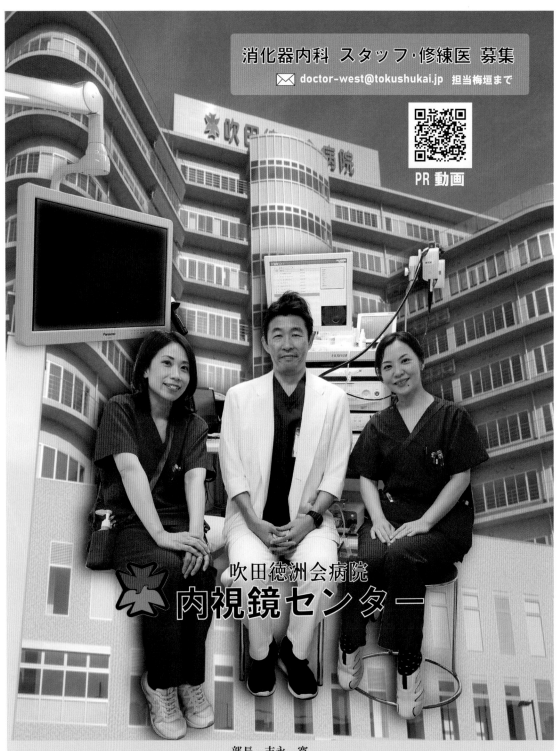

消化器内科 スタッフ・修練医 募集

✉ doctor-west@tokushukai.jp 担当梅垣まで

PR 動画

吹田徳洲会病院
内視鏡センター

部長 吉永 寛

日本消化器病学会専門医制度認定施設	日本消化器病学会専門医・指導医
日本消化器内視鏡学会指導施設	日本消化器内視鏡学会専門医・指導医
日本内科学会認定教育関連病院	日本消化器がん検診学会認定医・指導医
日本プライマリ・ケア連合学会認定	日本内科学会総合内科専門医・指導医
家庭医療後期研修プログラム（ver.2.0）	日本プライマリ・ケア連合学会認定医・指導医

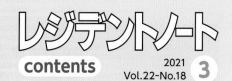

レジデントノート
contents
2021 3
Vol.22-No.18

特集

救急・ICUで使う循環器の薬に強くなる！

緊急の循環管理を迷わず行うための、
処方の考え方・具体的な使い方を教えます

編集／西山　慶（新潟大学医学部 救命救急医学・集中治療部・高度救命救急センター）

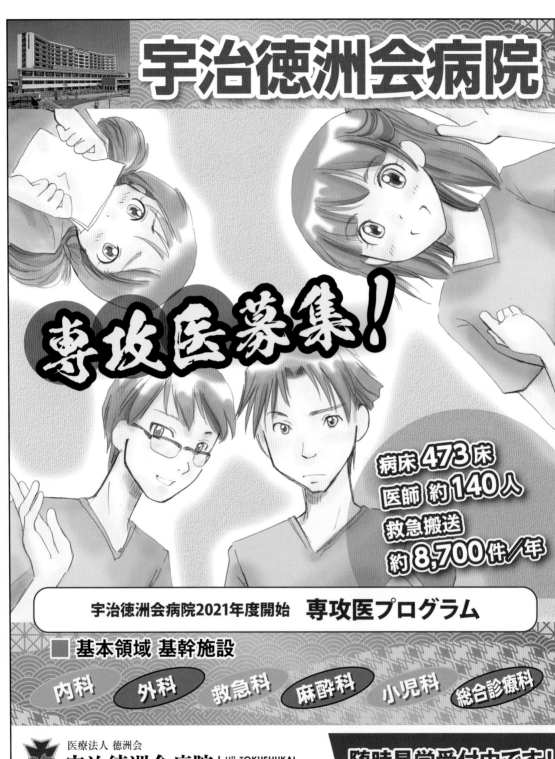

レジデントノート
contents

2021 **3**
Vol.22-No.18

連 載

八戸市立市民病院

専攻医募集！！

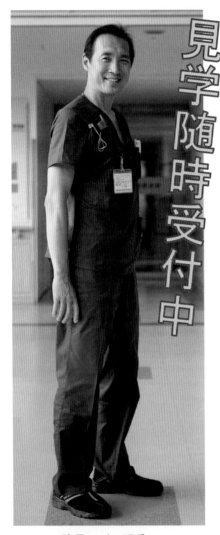

院長　今　明秀

見学随時受付中

2022年度専門研修プログラム
専攻医募集科

救急科　整形外科

内　科　総合診療科

外　科

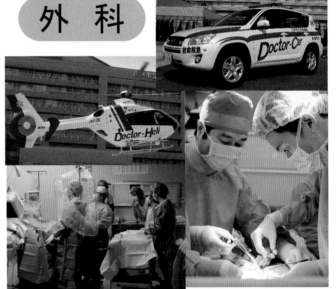

連携施設として研修可能です
・脳神経外科　・小児科
・産婦人科　　・麻酔科
・皮膚科　　　・耳鼻咽喉科
・泌尿器科　　・放射線科
・精神科　　　・病理
・眼科

【病院概要】（令和元年度）
●総病床数608床　病床利用率85.7%
　（一般552床　精神50床　感染症6床）
●年間救急車搬入台数　5,414台
●1日平均外来患者数　　1,018.2人
●1日平均入院患者数　　　521.1人
●ドクターカー3台（出動約1,700件/年）
●ドクターヘリ1機（出動約　430件/年）

［見学のお申込み・問い合わせ先］
〒031-8555
青森県八戸市田向3丁目1－1
担当事務：臨床研修センター主事
　　　　　坂下　皓亮
電話　　：0178-72-5012（直通）
FAX　　：0178-72-5115
E-mail　：senmon-kensyu
　　　　　@hospital.hachinohe.aomori.jp

実践！画像診断 Q&A - このサインを見落とすな

腹部膨満と腹痛を訴える50歳代女性

（出題・解説）山内哲司

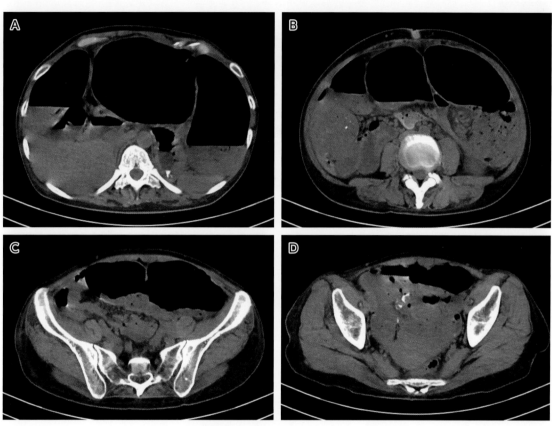

図1　腹部単純CT（横断像）
A～D）頭側から順に，ランダムな4スライスを提示.

<table>
<tr><td rowspan="4">病歴</td><td>**症例**：50歳代女性.</td></tr>
<tr><td>**病歴**：精神疾患で入院中. 5時間ほど前から腹部膨満感を自覚. 徐々に増悪傾向で，腹痛も出現してきた.</td></tr>
<tr><td>**既往歴**：統合失調症.</td></tr>
<tr><td>**身体所見**：体温36.1℃. 腹部膨満著明，打診では鼓音. 腹膜刺激徴候は認めず.</td></tr>
</table>

問題	**Q1**：腹部単純CT（図1）の所見は？
	Q2：診断は？

Satoshi Yamauchi
（奈良県立医科大学 放射線科・総合画像診断センター）

web上にて本症例の全スライスが閲覧可能です.

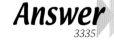

Answer

ある1年目の研修医の診断

腸管が著しく拡張しているようです．腸閉塞なんだと思いますが，ここまで拡張していると破裂していないか心配になりますね．

解答　S状結腸軸捻転症

A1：骨盤内でS状結腸が間膜ごと捻転し，上腹部にかけて著明に拡張している（図1B）．
A2：S状結腸軸捻転症．

解説

　S状結腸軸捻転症は，国家試験でも頻出する有名な疾患で，その名の通り，S状結腸が間膜ごと捻転し狭窄を伴った機械的腸閉塞症である．高齢男性に多く，特にS状結腸が通常よりも長い人に好発するといわれる（といっても，筆者も自分が長いかどうか知らないが）．その他，長期臥床や精神疾患，神経筋疾患を伴う場合に生じやすいとされ，反復する患者も多い．

　本疾患の画像所見として"coffee bean sign"は学生もほぼ答えられるような，有名な所見であるが，これは腹部単純X線写真で認められるものである．ただ昨今は単純X線写真を省略する場面も多い．被曝を考慮して省略することも一概に悪くはないのだが，その場合にはCTで必ず撮影されるスカウト像の読影を忘れないでほしい（図2）．有名なcoffee bean signが確認できることが多く，この時点でS状結腸軸捻転症の診断は可能である．逆にCT（断層画像）では意外と診断が難しい場合があるので注意が必要だ．骨盤内にS状結腸の強く引き伸ばされるような狭窄起点が確認され，その口側のS状結腸の著明な拡張が認められる（図1B）．冠状断像（図3）で捉えやすいことが多いが，S状結腸間膜の渦を巻くような捻転像が確認されることも多い（whirl signと呼ばれる，図1B，図3▶）．小腸閉塞では液体性の内容物が内腔に貯留していることが多いが，本疾患では拡張したS状結腸の内腔はガスが主体であることも知っておく必要がある．CTを撮影する大きな目的は消化管穿孔を示唆するfree airの検出である．造影効果の有無を確認するために造影CTが撮影されることもあるが，拡張したS状結腸の壁は強く菲薄化していることが多く，壁の造影効果が正確に評価できることはほとんどない．CTで穿孔が否定的であれば内視鏡的に整復され，もし穿孔や壊死が疑われる場合には外科的治療が選択される．

　今この原稿を書いているのは2020年11月末，ちょうどCOVID-19の第3波が騒がれ，連日報道されている頃である．初期研修医2年目の読者にとっては，COVID-19に翻弄された研修生活を終え，それぞれが選んだ次のステップへ進むことになると思うが，この2年間の経験を貴重なプラスに変えて，さらに飛躍していってほしい．これまで紹介した症例が，それぞれの道を前進する際に，少しでも役立つことを願う．

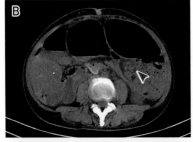
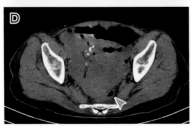

図1　腹部単純CT（横断像）
B）結腸の著明な拡張が認められ，腸間膜の脈管が渦巻く像（whirl sign）が確認される（▶）．
D）直腸は虚脱していることが確認できる（▶）．

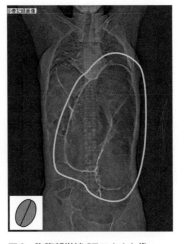

図2　胸腹部単純CTスカウト像
昨今は腹部単純写真が撮影される機会が減っているが，CTスカウト像でも有名なcoffee bean signが確認される．かえって横断像ではわかりにくい所見である．

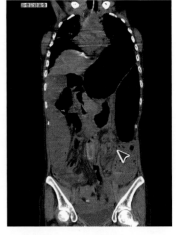

図3　腹部単純CT（冠状断像）
whirl signは冠状断のほうが見やすいこともあるため，可能ならどちらも確認したほうがいいだろう（▶）．

本コーナーはオンラインでもご覧いただけます：www.yodosha.co.jp/rnote/gazou_qa/index.html

Sjögren症候群の経過中に腫瘤影および胸水貯留が生じた70歳代女性

（出題・解説）茂田光弘，徳田　均

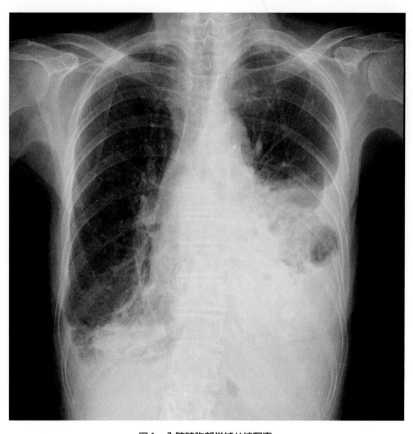

図1　入院時胸部単純X線写真

病歴

症例：70歳代，女性．**既往歴**：Sjögren症候群，間質性肺炎，発作性心房細動．

生活歴：喫煙；なし，飲酒；機会飲酒．

現病歴：15年前にSjögren症候群と診断，8年前には間質性肺炎の合併が認められ，少量のステロイドでフォローされていた．4年前に右下肺野に結節影が出現したが，自然消退した．4カ月前に両側下肺野に新たな腫瘤影が出現，左下葉の腫瘤影について経気管支生検が施行されたが有意な所見は得られず，経過観察となっていた．1カ月前より息切れが出現し受診，胸部単純X線写真で左下肺野に広範な透過性低下が出現，胸水貯留もみられたため精査目的に入院となった．

身体所見：身長163 cm，体重43 kg，体温36.7℃，血圧110/79 mmHg，脈拍90/分・整，呼吸数20回/分，SpO2 97 %（室内気）．胸部；両肺野でfine cracklesを聴取した．左下肺野で呼吸音の減弱を認めた．心雑音なし．腹部；腹部平坦，軟．肝臓や脾臓を触知せず．下腿浮腫なし．

検査所見：WBC 8,340 /μL，Hb 12.6 g/dL，Ht 40.7 %，Plt 13.4万/μL，Alb 3.4 g/dL，AST 45 IU/L，ALT 21 IU/L，LDH 1,424 IU/L，BUN 18 mg/dL，Cre 0.79 mg/dL，CRP 1.7 mg/dL．

問題

Q1：入院時の胸部単純X線写真（図1）の所見は？

Q2：鑑別診断として何を考え，どんな検査をしますか？

Mitsuhiro Moda, Hitoshi Tokuda（東京山手メディカルセンター 呼吸器内科）

Answer

びまん性大細胞型B細胞リンパ腫

解答

A1：両側の胸水貯留と左下肺野の透過性低下を認める（図1○）．また，右肺底部に腫瘤影（図1➡）およびその周囲の網状影を認める．

A2：結節の鑑別としては肺がん，悪性リンパ腫，アミロイドーシス，nodular lymphoid hyperplasia（結節性リンパ過形成），真菌感染などを鑑別にあげ，気管支鏡検査の再施行やCTガイド下生検を検討する．胸水の鑑別としては肺がん，悪性リンパ腫，心不全の併発を念頭におきつつ，感染の除外のため胸腔穿刺を行う．

解説　胸部単純X線写真では左下肺野は透過性が低下しており（図1○），腫瘤とその末梢の無気肺が疑われる．両側のcostophrenic angle がdullで胸水貯留が疑われる．右肺底部の横隔膜と重なる部位に腫瘤影（図1➡）を認める．またその周囲には網状影がみられ，既存の間質性肺炎と思われる．

　入院4カ月前に施行されたCTでは従来からある両肺野のすりガラス影と多発囊胞（図2➡）に加えて新たに腫瘤性病変（図2○）を左肺下葉に認めていた．両肺野のすりガラス影と多発囊胞はSjögren症候群に合併する間質性肺炎によるものであり，lymphocytic interstitial pneumonia と思われる．これらから，胸部単純X線写真で見られた腫瘤性病変についての診断が求められる．

　まず，腫瘤影について鑑別を進めていく．慢性間質性肺炎の患者は肺がんのリスクが7〜14倍と高いことが知られ，特に線維化や気腫性変化のある部位に生じるとされている．本疾患でも線維化や気腫性変化のある部位に腫瘤影が生じており，肺がんは強く疑われる疾患の1つである．一方でSjögren症候群の患者の肺野に結節・腫瘤影が生じた場合には悪性リンパ腫，アミロイドーシスなどが考えられる．その他の鑑別としては，既存の肺構造が壊れていることやステロイド長期内服歴があることから，アスペルギルスを中心とした真菌感染があげられる．

　本症例では血液検査でLDHが著明高値であり，追加で施行した血液検査で可溶性IL-2Rが5,536 U/mLと著明に上昇していたことから悪性リンパ腫を第一の鑑別として考え，以前の気管支鏡で診断がつかなかっ

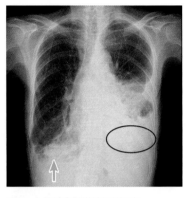

図1　入院時胸部単純X線写真

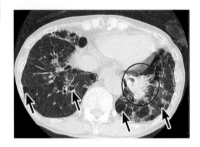

図2　入院4カ月前の胸部CT

たことを考慮しCTガイド下生検を施行した．また，胸水貯留も認めたため，感染の除外と診断および病期判定の目的もかねて左胸腔穿刺を施行した．CTガイド下生検の結果，びまん性大細胞型B細胞リンパ腫の診断となり，胸水所見もADA高値かつリンパ球優位であり，細胞診でもClass Vであり，リンパ腫による胸水と診断した．

　Sjögren症候群では悪性リンパ腫の罹患率が健常人に比較して高頻度であり，肺に限らず腫瘤性病変を認めた場合には悪性リンパ腫を鑑別に入れる必要がある．また，本疾患ではさまざまな種類の間質性肺炎に加えて，気道病変の頻度も高く多彩な肺病変を呈するので鑑別に苦慮するが，結節・腫瘤影を見た場合には，リンパ腫，アミロイドーシス，nodular lymphoid hyperplasiaの3つが重要である．

　肺原発の悪性リンパ腫の頻度は悪性リンパ腫全体の1％ほどといわれ，稀である．診断は必ずしも容易ではなく，気管支鏡だけでは不十分なことが多い．また，悪性リンパ腫は治療をしなくても自然に縮小するspontaneous regressionがみられることも知っておく必要がある．胸水の貯留を見た場合，その胸水所見としてはリンパ球優位，ADA高値が特徴である．同様の所見を呈するものとして結核性胸水，関節リウマチによる胸膜炎の胸水があり鑑別を要する．

文　献

1）芦澤和人：Ⅶびまん性肺疾患1.「胸部のCT 第4版」（村田喜代史，他／編），pp523-527，メディカル・サイエンス・インターナショナル，2018

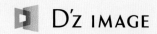
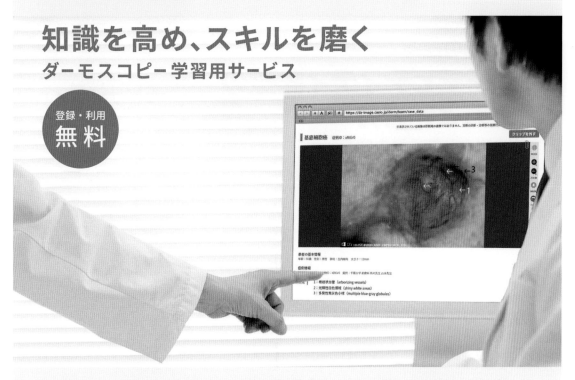

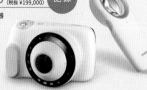

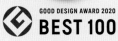
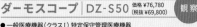
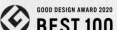
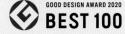

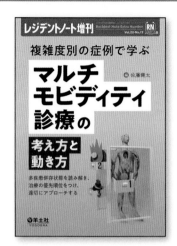

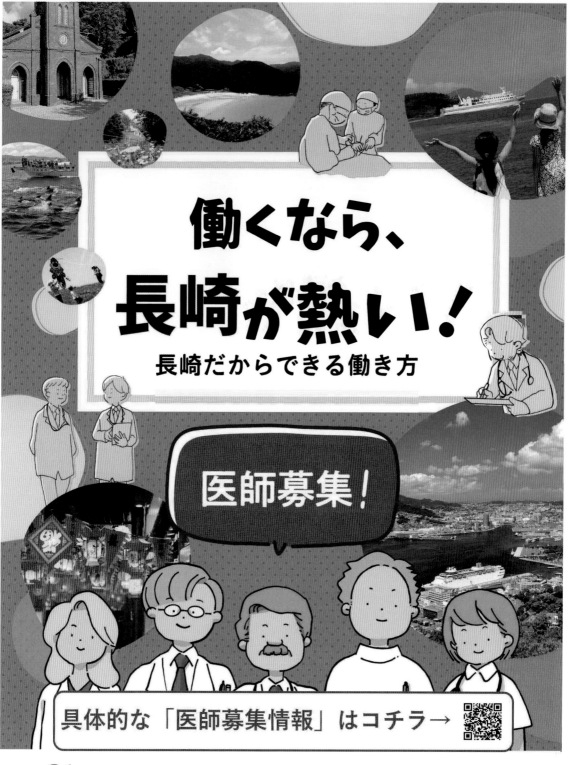

長崎大学病院 地域医療支援センター内
ながさき地域医療人材支援センター

〒852-8501　長崎市坂本1丁目7番1号
TEL:095-819-7346　FAX:095-819-7379
http://ncmsc.jp/　✉:info@ncmsc.jp

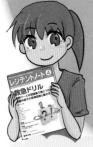

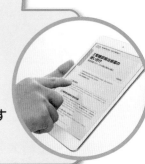

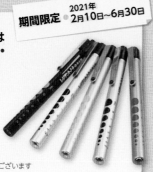
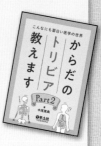
新刊・近刊のご案内

月刊 "実践ですぐに使える"と大好評！

4月号
(Vol.23-No.1)
症候別に身につける
心電図のキホンと現場での対応 (仮題)
編集／矢加部大輔

5月号
(Vol.23-No.3)
誰も教えてくれなかった、
本当に役立つ入院時指示の出し方 (仮題)
編集／松原知康, 宮崎紀樹

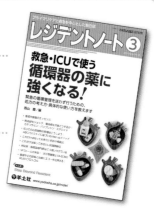

増刊 1つのテーマをより広く, より深く, もちろんわかりやすく！

Vol.22-No.17
(2021年2月発行)
複雑度別の症例で学ぶ
マルチモビディティ診療の考え方と動き方
→p.3340もご覧ください！
編集／佐藤健太

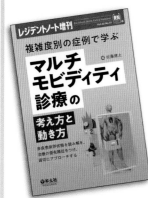

Vol.23-No.2
(2021年4月発行)
症候診断ドリル
編集／鋪野紀好

以下続刊…

**随時受付！
右記からお申込み
いただけます**

● お近くの書店で ➡ レジデントノート取扱書店（小社ホームページをご覧ください）

● ホームページから ➡ www.yodosha.co.jp/

● 小社へ直接お申込み ➡ TEL 03-5282-1211 (営業)　FAX 03-5282-1212

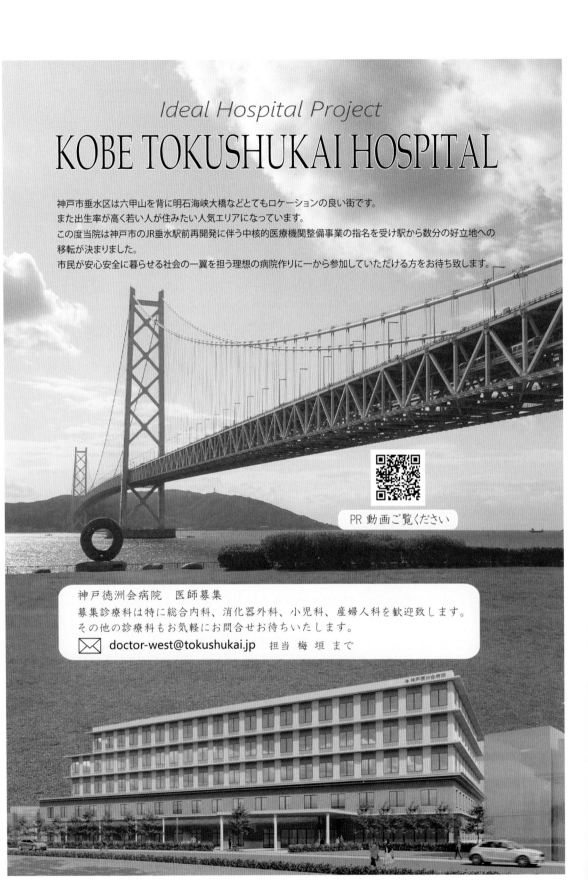

救急・ICUで使う
循環器の薬に強くなる！

緊急の循環管理を迷わず行うための、
処方の考え方・具体的な使い方を教えます

特集にあたって

西山　慶

1 循環器はみんな苦手？

　　循環器系の薬剤に苦手意識をもつ医師は若手・ベテランにかかわらず多いようです．これは，循環器系の薬剤は患者さんにすぐに投与しなければならないのにもかかわらず，「この病態にはこの薬剤をこれだけ投与」といった決まり切ったレシピがないのが普通で，患者さんの循環動態などにあわせて微調整していく必要があることによるのでは，と思います．さらに循環動態の把握にはゴールドスタンダードとなる評価法が十分に開発されておらず，「モニターのデータがこうであるからこの薬剤をこれくらい使う」といったことがはっきりといえないことも多くの医師が困惑する原因となっているのではないでしょうか．

2 循環器専門医は実は大雑把？？　〜反応性を見極める

　　研修医の先生は循環器内科の研修を行っているときに，循環器専門医があまりガンマ計算などをせずに比較的ラフに薬剤投与を開始するのにびっくりしたことがあるかもしれません（これは筆者だけなのかもしれませんが…）．実は多くの循環器専門医が最もこだわっているのは「何をどれくらい投与開始するのか」ではなくて「その後循環動態がどのような反応をしたか」であり，投与した後にきわめて注意深く患者さんの循環動態を観察し，微調整を行うことに注力しています．近年は集中治療のなかにも「反応性の見極め」こそ循環管理のコアであるという考え方が広まってきており，例えば敗血症性ショックの初期蘇生における輸液反応性・fluid challenge〔輸液の急速投与を行い（細胞外液250〜500 mLなど），循環指標の改善が図られるかどうかを評価することにより循環血液量の不足の有無を確認する方法〕などはそのよい一例だと思います[1]．

❸ 本特集のねらい

1) 循環器系薬剤の苦手の克服にはコンセプトの理解を

　循環器系の薬剤の使用においては生理学的病態と薬理学的効果に対する**コンセプト**をしっかりと理解しておく必要があります．逆に数学では公式を理解さえすればどんな問題でも解けてしまうように，このコンセプトさえ自分のものにすれば循環器系の薬剤を自由自在に使いこなすことが可能になると考えています．

2) 非専門医が遭遇するシチュエーションに基づいて

　近年，たこつぼ型心筋症や敗血症性心筋症に代表されるように，虚血性心疾患のような心疾患が原因でない病態においても適切に循環管理を行い治療することで予後が改善するということが報告されています[2, 3]．また，超高齢社会となった昨今では潜在的に心機能低下が進行し，感染症や出血などにより循環動態が悪化した場合にはじめて心不全が顕在化することはよく経験します[4]．このような背景を踏まえ，今回はあえて**循環器疾患のみに焦点を当てることは避け，「敗血症性ショック」，「VFストーム」，「頻脈性心房細動」，「抗血小板療法」，「抗凝固薬」，「利尿薬」，と多くの若手の非専門医が遭遇し頭を悩ましている具体的なシチュエーションをあげ**，それぞれのシチュエーションにおける循環器系の薬剤について概説することで，その生理学的病態と薬理学的効果についてのコンセプトを示していくことができればと考えています．また併せて，非循環器専門医が習得するべき心エコー法についても示していくことができたらと最終項目でとりあげています．

　本特集により研修医の先生方の循環器領域への苦手意識がなくなれば幸いです．

■ 文　献

1）Rhodes A, et al：Surviving Sepsis Campaign：International Guidelines for Management of Sepsis and Septic Shock：2016. Crit Care Med, 45：486-552, 2017（PMID：28098591）

2）Kakihana Y, et al：Sepsis-induced myocardial dysfunction：pathophysiology and management. J Intensive Care, 4：22, 2016（PMID：27011791）

3）Boissier F, et al：Left ventricular systolic dysfunction during septic shock：the role of loading conditions. Intensive Care Med, 43：633-642, 2017（PMID：28204860）

4）日本循環器学会, 他：急性・慢性心不全診療ガイドライン（2017年改訂版）. 2018
https://www.j-circ.or.jp/cms/wp-content/uploads/2017/06/JCS2017_tsutsui_h.pdf

Profile

西山　慶（Kei Nishiyama）
新潟大学医学部 救命救急医学・集中治療部・高度救命救急センター 教授
初期診療から集中治療までシームレスな急性期医療を実践しています．

循環作動薬のエッセンス

京 道人

① 循環作動薬は集中治療室において必須の薬剤である

② 薬剤投与による生理学的な反応について理解する

③ 各施設で使用する薬剤名と調整方法を確認し，必要時にすみやかに投与できるよう
事前に準備をしておく

はじめに

　循環作動薬は救急外来・集中治療室において，必須の薬剤です．基本的には時間の猶予がない中で使用するため，投与方法をゆっくり調べる時間がなく，ある程度頭に入れておき迅速に対応する必要があります．また，病態生理に応じて使用する薬剤を選択する必要があるため，病態の評価方法も別の機会にぜひ学んでください．

　循環作動薬は誤った使用をすることで重篤な合併症を引き起こす可能性があるため，使用方法は各施設であらかじめ決めているところが多いと思います．そのため，働いている施設の使用方法を事前に確認しておくことが必要です．本稿では私の施設で決めている処方例を記載していますので，注意してください．

　循環作動薬をうまく使用することで，劇的に循環動態が安定することもあり，救命の一助となることを実感できると思います．本稿で，昇圧薬・強心薬（ノルアドレナリン，アドレナリン，ドブタミン，ミルリノン，オルプリノン，バソプレシン），血管拡張薬・降圧薬（ニカルジピン塩酸塩，ジルチアゼム塩酸塩，ニトログリセリン）といった循環作動薬の使い方を学んでください．

1 昇圧薬・強心薬

ノルアドレナリン，アドレナリン，ドブタミンといったカテコラミンを使用するにあたり，それぞれが交感神経の，α，β1，β2のどの受容体に作用するかを理解する必要があります[1]（表1，2）．

1）ノルアドレナリン

❶ 概要

ノルアドレナリンの主な作用は，α受容体を介した**末梢血管収縮作用**です．特に，**敗血症性ショック**の患者で末梢血管が拡張している場合に，主に用いられます．ドパミンやアドレナリンよりも副作用が少ないため，成人敗血症性ショックにおいて使用される昇圧薬のなかで，第一選択となります[2]．

❷ 副作用・投与時の注意点

薬剤の血管外漏出により**局所の組織壊死**が起こります．高用量投与で，末梢血管収縮による，臓器不全に注意が必要です．

❸ 具体的な投与方法

合併症の懸念から，中心静脈から投与することが多いですが，一時的に末梢静脈から投与することもあります．

0.1 µg/kg/分から投与を開始し，敗血症性ショックでは平均血圧65 mmHgを維持できるよう調整します．

> 処方例（µg/kg/分は体重50 kg換算）
> ノルアドレナリン注［1 mg/1 mL］3 mLを，生理食塩水47 mLに加えて，50 mLとし，5 mL/時（0.1 µg/kg/分）から開始．

表1　交感神経の受容体におけるカテコラミンの作用

α受容体	β1受容体	β2受容体
・血管収縮 ・瞳孔散大	・心拍数増加 ・心収縮性増加	・血管拡張 ・気管支拡張 ・解糖促進

表2　カテコラミンの交感神経受容体への作用強度

カテコラミン	α受容体	β1受容体	β2受容体
ノルアドレナリン	+++	+	−
アドレナリン	+++	++++	+++
ドブタミン	−	++	+

> 🔓 **ここがピットフォール**
> ....
> 　敗血症性ショックで，ノルアドレナリン少量投与を早期にはじめることは有用かもしれません[3]．また，開始時は1 mL/時くらいの少量投与ですと，効果が出るまでに時間がかかるため，緊急時には注意が必要です．

2) アドレナリン

❶ 概要

　アドレナリンは，α受容体とβ受容体を強力に刺激し，末梢血管を収縮させ，心拍数と1回拍出量を増加させます．心肺停止患者の蘇生やアナフィラキシーショックでは第一選択となります．また，敗血症性ショックの患者でノルアドレナリン投与後も血圧上昇が得られない場合に用いられるほか，ショック状態の患者でも用いられることがあります．

❷ 副作用・投与時の注意点

　他のカテコラミンと比較し，強い心刺激があり，不整脈や冠動脈疾患患者において冠動脈狭窄の助長といった合併症があります．また，ノルアドレナリンと同様に，薬剤の血管外漏出による局所の組織壊死が起こります．

❸ 具体的な投与方法

① 心肺停止患者

　American Heart Association（AHA）ガイドライン2020[4]に則り，アドレナリン（ボスミン®）注［1 mg/1 mL］を1 mL投与します．

② アナフィラキシー患者

　適切な診断のうえ，ボスミン®注［1 mg/1 mL］を0.3〜0.5 mL，大腿外側に筋肉注射します．症状の改善があるまで，くり返し投与します．

③ ショック患者

　持続投与時は，ノルアドレナリンと同様に合併症の懸念から，中心静脈から投与することが多いですが，一時的に末梢静脈から投与することもあります．0.1 μg/kg/分から投与を開始し，敗血症性ショックでは，心機能や脈拍を確認しながら，平均血圧が65 mmHg以上を維持できるよう調整します．

> **ショック患者への処方例**（μg/kg/分は体重50 kg換算）
> ボスミン®注［1 mg/1 mL］3 mLを，生理食塩水47 mLに加えて，50 mLとし，5 mL/時（0.1 μg/kg/分）から開始

3）ドブタミン

❶ 概要

　ドブタミン（ドブポン®）は，主にはβ_1受容体刺激作用により，心拍数の増加と1回拍出量を増加させます．β_2受容体刺激による，末梢血管拡張作用もあります．そのため，昇圧作用は少なく血圧が変化しないこともあります．

　心不全患者に使用しますが，心仕事量や心筋酸素消費量の増加を伴うため，安易な使用には注意が必要です．救急集中治療では敗血症などの疾患や疾患によるストレスにより二次性の心筋障害を生じる（敗血症性心筋症，たこつぼ型心筋症など）ことをよく経験するため，心疾患の有無にかかわらず，心エコーによる経時的な評価に基づいて適応や投与量を検討する施設が多いようです．

❷ 副作用・投与時の注意点

　β_1受容体刺激により，著しい頻脈や不整脈をきたすことがあります．肥大型心筋症患者では左室流出路狭窄を増悪させるため，添付文書上では禁忌とされます．

❸ 具体的な投与方法

　3〜5 μg/kg/分から投与を開始し，心エコーで心機能を評価しながら，1 μg/kg/分ずつ調整します．肺動脈カテーテルが挿入されている患者では，持続的に心拍出量がモニタリングできるため，調整が容易となります．

> **処方例**（μg/kg/分は体重50 kg換算）
> ドブポン®注0.3%シリンジ［150 mg/50 mL］を，3〜5 mL/時（3〜5 μg/kg/分）から開始し，1 mL/時（1 μg/kg/分）ずつ調整する．

4）ミルリノン・オルプリノン

❶ 概要

　ミルリノン・オルプリノンは，ドブタミンとは違い，phosphodiesterase（PDE）Ⅲを阻害し，cAMPの分解を抑制することで，cAMP濃度を増加させ，心筋や末梢平滑筋の細胞内カルシウム濃度が増加します．その結果，心拍出量が増加しますが，末梢血管拡張作用も併せもつため，血圧低下に注意が必要です．ドブタミンと比較し，心筋酸素消費量の増加が軽度と考えられています．

　心不全患者に対して心拍出量増加目的に投与します．

❷ 副作用・投与時の注意点

　末梢血管拡張作用により，血圧低下が生じやすいため，開始時には特に注意が必要です．また，著しい頻脈や不整脈をきたすことがあります．ドブタミンと同様に，肥大型心筋症患者では左室流出路狭窄を増悪させるため，添付文書上では禁忌とされます．

❸ 具体的な投与方法

① ミルリノン (ミルリーラ®)

0.2 µg/kg/分から投与を開始し，心機能の評価や血圧をモニタリングしながら，0.75 µg/kg/分を上限として調整します．

> 処方例（µg/kg/分は体重50 kg換算）
> ミルリーラ®注射液［10 mg/10 mL］30 mLを，生理食塩水20 mLに加えて，50 mLとし，1 mL/時（0.2 µg/kg/分）から開始．

② オルプリノン (コアテック®)

0.1 µg/kg/分から投与を開始し，心機能の評価や血圧をモニタリングしながら，0.3 µg/kg/分を上限として調整します．

> 処方例（µg/kg/分は体重50 kg換算）
> コアテック®［5 mg/5 mL］15 mLを，生理食塩水35 mLに加えて，50 mLとし，1 mL/時（0.2 µg/kg/分）から開始．

> 📣 **ここがピットフォール**
> ⋯⋯⋯⋯⋯⋯⋯⋯⋯⋯⋯⋯⋯⋯⋯⋯⋯⋯⋯⋯⋯⋯⋯⋯⋯⋯⋯⋯⋯⋯⋯⋯⋯⋯⋯
> ミルリノンは半減期が約50分と長く，腎排泄型の薬剤であるため，腎機能が低下している患者では血中濃度が上昇しやすく注意が必要です．

5) バソプレシン

❶ 概要

バソプレシン（ピトレシン®）は，血管平滑筋に存在するバソプレシン（V_1）受容体を介し，末梢血管を強力に収縮させ，血圧を上昇させます．

敗血症性ショック患者に対して，ノルアドレナリン投与後も血圧上昇が得られない場合に，使用します．

❷ 副作用

過度な水分保持による低ナトリウム血症．

❸ 具体的な投与方法

半減期は5〜20分と短く，持続投与します．

0.01単位/分から投与を開始し，0.03単位/分を上限として調整します．

> 処方例
> ピトレシン®注射液［20単位/1 mL］1 mLを，生理食塩水19 mLに加えて，計20 mLとし，0.6 mL/時（0.01単位/分）から開始．

6）ヒドロコルチゾン

❶ 概要

　　ヒドロコルチゾン（サクシゾン®）はステロイドで，相対的副腎不全を伴う敗血症性ショックに適応があると考えられます．一方で，相対的副腎不全の診断は困難なため，ADRENAL trial[5] のサブグループ解析をもとに，昇圧薬投与が必要な敗血症性ショック患者に対してヒドロコルチゾン200 mg/日を持続投与し，ショック離脱までの期間を早くできるよう投与します．

❷ 副作用・投与時の注意点

　　高血糖をきたす可能性があります．

❸ 具体的な投与方法

　　サクシゾン®200 mgを生理食塩水に溶解し，24時間で持続投与．

> **ここがポイント**
>
> 　今後の研究により，敗血症性ショックに対するステロイドの投与方法は変化する可能性があり，新たな研究結果に注意を払う必要があります．

2　血管拡張薬・降圧薬

1）ニカルジピン塩酸塩

❶ 概要

　　ニカルジピン塩酸塩（ペルジピン®）は，ジヒドロピリジン系のカルシウムチャネル拮抗薬です．強い**血管拡張作用**を有し，心筋の陰性変力作用は弱いため，使用しやすい薬剤です．

　　高血圧緊急症や**急性大動脈解離**など緊急に降圧する必要がある際に使用します．

❷ 副作用・投与時の注意点

　　末梢血管拡張作用による血圧低下に伴い，**頻脈**となることがあります．塩酸ニカルジピンを増量しても降圧が十分に得られない際は，他の薬剤（ニトログリセリンやβ遮断薬）の使用を検討します．

　　急性心不全患者で，**高度な大動脈弁狭窄や肥大型閉塞性心筋症**がある患者では，著明な心拍出量低下をきたす可能性があり，添付文書上で**禁忌**とされます．

❸ 具体的な投与方法

　　ペルジピン®注射液［10 mg/10 mL］を，1 µg/kg/分程度から開始しますが，緊急の降圧を目的とする場合には，20〜40 µg/kgを静脈注射します．

> 処方例（µg/kg/分は体重50 kg換算）
> ペルジピン®注射液［10 mg/10 mL］を，3 mL/時（1 µg/kg/分）から開始．緊急の
> 降圧を目的とする場合は，開始時に1〜2 mL静脈注射する．

2）ジルチアゼム塩酸塩

❶ 概要

ジルチアゼム塩酸塩（ヘルベッサー®）は，非ジヒドロピリジン系のカルシウムチャネル拮抗薬です．血管拡張作用を有するとともに，**心筋の陰性変力・変時作用**があるため，心機能低下患者や徐脈患者では注意が必要です．

高血圧緊急症や**頻脈性不整脈**に対して使用します．

❷ 副作用・投与時の注意点

心機能が低下している患者では低血圧となる可能性があります．2度以上の房室ブロックや洞不全症候群がある患者では禁忌です．

❸ 具体的な投与方法

ヘルベッサー®注射用を，1〜2 µg/kg/分程度から開始します．

> 処方例（µg/kg/分は体重50 kg換算）
> ヘルベッサー®注射用［50 mg/1A］3Aを，生理食塩水50 mLに溶解し，1〜2 mL/時
> （1〜2 µg/kg/分）から開始．

3）ニトログリセリン

❶ 概要

ニトログリセリンは，有機硝酸エステルで，一酸化窒素により血管平滑筋が弛緩し，血管拡張作用を有します．用量依存性に**動脈と静脈を拡張**させます．

高血圧緊急症や高血圧を伴う急性心不全に対して使用します．

❷ 副作用・投与時の注意点

循環血漿量減少患者や，右室梗塞による**右心不全患者**では，**急激な血圧低下**が起こる可能性があります．また，**閉塞隅角緑内障患者**では禁忌です．

❸ 具体的な投与方法

ニトログリセリン点滴静注［25 mg/50 mL］を原液で使用する場合，0.17〜0.51 µg/kg/分程度から開始し，血圧をモニタリングしながら徐々に増量します．

> 処方例（µg/kg/分は体重50 kg換算）
> ニトログリセリン点滴静注［25 mg/50 mL］を，1〜3 mL/時（0.17〜0.51 µg/kg/分）
> から開始．

表3 筆者の施設での循環作動薬の組成（体重50 kgの患者で）

一般名	商品名	使用時の組成	1 mL/時投与で	開始速度	薬価
カテコラミン					
ノルアドレナリン	ノルアドレナリン注 （1 mg/1 mL）	3 A＋生理食塩水47 mL ：3 mg/50 mL	0.02 μg/kg/分	5 mL/時	94円/1 A
アドレナリン	ボスミン®注 （1 mg/1 mL）	3A＋生理食塩水47 mL ：3 mg/50 mL	0.02 μg/kg/分	5 mL/時	94円/1 A
ドブタミン	ドブポン®注0.3%シリンジ （150 mg/50 mL）	1シリンジ ：150 mg/50 mL	1 μg/kg/分	3〜5 mL/時	634円 /1シリンジ
PDE Ⅲ阻害薬					
ミルリノン	ミルリーラ®注射液 （10 mg/10 mL）	3 A＋生理食塩水20 mL ：30 mg/50 mL	0.2 μg/kg/分	1 mL/時	3,765円/1 A
オルプリノン	コアテック®注 （5 mg/5 mL）	3 A＋生理食塩水35 mL ：15 mg/50 mL	0.1 μg/kg/分	1 mL/時	3,973円/1 A
バソプレシン	ピトレシン®注射液 （20単位/1 mL）	1 A＋生理食塩水19 mL ：20単位/20 mL	1単位/時	0.6 mL/時	658円/1 A
血管拡張薬・降圧薬					
ニカルジピン塩酸塩	ペルジピン®注射液 （25 mg/25 mL）	2 A ：50 mg/50 mL	0.33 μg/kg/分	3 mL/時	643円/1 A
ジルチアゼム塩酸塩	ヘルベッサー®注射用 （50 mg）	3 A＋生理食塩水50 mL ：150 mg/50 mL	1 μg/kg/分	1〜2 mL/時	810円/1瓶
ニトログリセリン	ニトログリセリン点滴静注	1シリンジ ：25 mg /50 mL	0.17 μg/kg/分	1〜3 mL/時	1,139円/ 1シリンジ

（2020年12月時点）

 ここがポイント

ニトログリセリンの低用量投与（50 μg/分以下）では，静脈拡張が優位で，用量が増加するにつれて動脈拡張が生じます．静脈拡張による前負荷低下，動脈拡張による後負荷低下，いずれの作用も心不全患者に有用です．

■ おわりに

　各薬剤の一般名，商品名，当院での使用時の組成，薬価などを表3にまとめました．各施設での組成で，どれくらいの量で開始すると，どれくらいのμg/kg/分になるかを確認し，開始時にすみやかに投与できるようにすることが重要です．ぜひ，切迫した状況でもしっかりと指示を出すことができ，皆さんがチームの力となるよう，本稿がその手助けとなれば幸いです．

■ 文 献

1）Chapter 53 心血管作動薬.「ICUブック 第4版」（稲田英一/監訳），p771, メディカル・サイエンス・インターナショナル, 2015

2）日本集中治療医学会・日本救急医学会合同 日本版敗血症診療ガイドライン2020特別委員会：日本版敗血症診療ガイドライン2020. 2020
https://www.jsicm.org/news/news200930.html

3）Li Y, et al：Timing of norepinephrine initiation in patients with septic shock：a systematic review and meta-analysis. Crit Care, 24：488, 2020 (PMID：32762765)

4）Panchal AR, et al：Part 3：Adult Basic and Advanced Life Support：2020 American Heart Association Guidelines for Cardiopulmonary Resuscitation and Emergency Cardiovascular Care. Circulation, 142：S366-S468, 2020 (PMID：33081529)

5）Venkatesh B, et al：Adjunctive Glucocorticoid Therapy in Patients with Septic Shock. N Engl J Med, 378：797-808, 2018

Profile

| 京　道人（Michihito Kyo）

広島大学大学院医系科学研究科 救急集中治療医学
新型コロナウイルス感染症への対応で，大変な時期が続きます．そのような中でも，医療者が目の前の患者さんを尊重し，1人でも多くの命が救われることを願ってやみません．

Book Information

Dr.竜馬のやさしくわかる
集中治療　循環・呼吸編　改訂版

発行 ⑨羊土社

内科疾患の重症化対応に自信がつく！

著／田中竜馬

- 集中治療の基本がよくわかる好評書が，ここ4年のエビデンスを加えパワーアップ！
- よくみる内科疾患が重症化した時の考え方を病態生理に基づいて解説．

□ 定価（本体 4,000円＋税）　□ A5判　□ 408頁　□ ISBN978-4-7581-1883-5

敗血症性ショック，輸液蘇生の後どうするか：カテコラミン・バソプレシン・ステロイドの使い方

吉田浩輔

① 敗血症性ショックを認知したら，すぐに人を呼んで初期対応を開始する

② 輸液負荷で血圧が改善しなければ，早期にノルアドレナリンを投与する

③ ノルアドレナリンへの反応が不良であれば，ステロイドやバソプレシンを併用する

④ 心機能低下がありノルアドレナリン開始後もショックが改善しなければ，強心薬の使用も検討する

はじめに

　　　敗血症性ショックは頻度の高低はありますが，患者の診療を行うすべての医師が遭遇しうる病態であり，緊急事態です．一刻も早く患者の治療をはじめなければ，患者の救命率はどんどん下がってしまいます．まず共に処置にあたってくれる人を呼びましょう．1人だけで立ち向かってはいけません．そして血液・尿検査，各種培養検査を提出して胸部X線・CTを撮像し，輸液負荷，抗菌薬投与を開始して…それでも血圧があがらないとき，その後の敗血症性ショックの管理はどのようにしたらよいでしょうか？本稿では，主に敗血症性ショックに対するカテコラミンやステロイドなどの使用方法を解説します（図1）．

1 敗血症性ショックの病態生理

　　　敗血症性ショックとは，敗血症のなかでも輸液蘇生だけでは血圧を維持できず，ノルアドレナリンなどの血管収縮薬を必要とし，さらに血中乳酸値が2 mmoL/L（18 mg/dL）を超える状態と定義されます[1]．敗血症性ショックの循環への主な影響は ① **血管透過性亢進**

による循環血液量の減少，② 血管拡張による末梢血管抵抗の低下です．また，初期には心拍数の増加により心拍出量は代償的に増加している（warm shock）ことが多いですが，さらに増悪した場合には，心収縮能が低下し四肢末梢の冷感を呈する（cold shock）ようになります．

　敗血症性ショックの管理とは，この破綻しかかった循環動態を立て直し，各組織への血液灌流を改善することによって，正常な代謝が行われるように支持することです．

2 心エコーの活用，乳酸クリアランスの評価

　敗血症性ショックを疑う患者を診たときには，まずベッドサイドで心臓にエコーを当てましょう．ここで評価すべきは ① 循環血液量の不足がないか，② 心機能が低下していないか，の2点です．詳細な評価方法は他稿（pp3404〜3411）に譲りますが，非侵襲的な検査であり，経時的にくり返し行うようにしましょう．

　また，動脈血液ガスで乳酸値の改善（乳酸クリアランス）を確認することも有用です[2]．それらを用いて組織酸素代謝や血行動態評価を行いながら過剰な輸液負荷を避けるようにしましょう[1]．

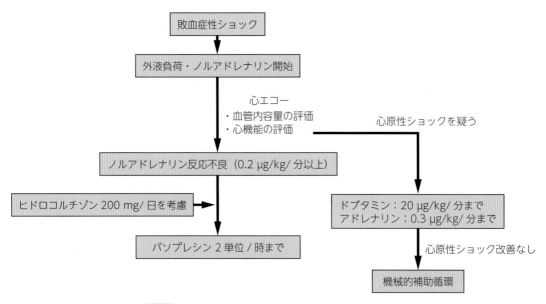

図1 敗血症性ショックの治療（フローチャート）

3 各薬剤の使用方法

ここからは敗血症性ショックに対する薬剤使用について述べていきます（**表1**）.

1）ノルアドレナリン

> 適　応：初期輸液に反応しない敗血症性ショック
>
> 副作用：不整脈，臓器虚血，末梢虚血など
>
> 投与方法：ノルアドレナリン3 mgを生理食塩水（生食）で計50 mLに希釈します．10
> 　　　　　mL/時以上の高流量投与時には，6 mg/50 mLとした倍量組成も使用します．
> 　　　　　体重50 kgの患者に投与する場合，流量1 mL/時で0.02 μg/kg/分となり
> 　　　　　ます．

ノルアドレナリンは敗血症性ショックに対する血管収縮薬として**第一に使用される薬剤**[1] です．α受容体，β受容体の双方への刺激作用をもちますが，アドレナリンと比較して相対的にα受容体刺激作用が優位となっています．末梢血管抵抗を上昇させ，臓器灌流を改善します．

敗血症性ショックには0.1 μg/kg/分程度の量から投与を開始し，平均血圧65 mmHgを保つことを目標として投与量を調節します[1]．一般的な投与量の目安として，0.05～0.3 μg/kg/分程度です．

表1 敗血症性ショックにおける薬剤使用表

薬剤名	使用方法	投与量の目安	副作用	備考
ノルアドレナリン	ノルアドレナリン3 mg＋生食（3 mg/50 mLに希釈）	0.05～0.3 μg/kg/分	不整脈，末梢・臓器虚血	6 mg/50 mL, 10 mg/50 mLなどの高濃度で使用する場合もある
バソプレシン	バソプレシン40単位＋生食（40単位/40 mLに希釈）	2単位/時以下	末梢・臓器虚血	尿崩症での使用量・投与法との違いに注意する
ドブタミン	ドブタミン150 mg＋生食（150 mg/50 mLに希釈）	2～20 μg/kg/分	不整脈	点滴静注用のプレフィルドシリンジ製剤（0.1%, 0.3%, 0.6%）あり
アドレナリン	アドレナリン3 mg＋生食（3 mg/50 mLに希釈）	0.05～0.3 μg/kg/分	不整脈，末梢・臓器虚血	
ヒドロコルチゾン	ヒドロコルチゾン200 mg＋生食50 mL（計50 mL）	2 mL/時で持続投与	高血糖，高ナトリウム血症，消化管出血，新規の感染症の増加など	

> ### 🔴 専門医のクリニカルパール
>
> 　中心静脈カテーテルがまだ入っていないとき，中心静脈カテーテルの留置後までノルアドレナリンは投与できないのでしょうか？
>
> 　末梢カテーテルからの循環作動薬投与の安全性についてのシステムレビューでは，血管外漏出の発生は3.4％で，組織壊死や四肢の虚血は発生が報告されませんでした[3]．最近報告されたメタアナリシスでは，敗血症性ショックにおける早期のノルアドレナリンの投与開始が短期的な死亡率の改善，目標平均血圧の早期達成，6時間以内の輸液量の減少と関連したとされています[4]．そのため，初期蘇生では外液負荷後に末梢カテーテルから早めにノルアドレナリンの投与を開始し，高流量投与（0.1 μg/kg/分以上）や早期のショック離脱が困難そうな場合には，中心静脈カテーテルの留置を考慮します．

　十分な輸液負荷を行い，ノルアドレナリン投与量を0.2 μg/kg/分程度まで増量してもまだ血圧低値が持続する場合には，次の2剤の使用を検討します．

2) ステロイド：水溶性ヒドロコルチゾン（サクシゾン® 100 mg/V）

> 適　応：初期輸液とノルアドレナリンに反応しない敗血症性ショック
> 副作用：高血糖，高ナトリウム血症，消化管出血，新規の感染症の増加など
> 投与方法：ヒドロコルチゾン200 mgを生食で計50 mLに希釈し，2 mL/時にて持続投与を行います．

　敗血症性ショックの際には相対的副腎不全が起こりうるとされ，カテコラミン不応性ショックの一因と考えられています[5]．少量ステロイドの併用により早期のショック離脱，人工呼吸器装着期間の短縮，ICU入室期間の短縮の効果が示されており[6]，ノルアドレナリン0.2 μg/kg/分程度を投与しても改善しない低血圧がある場合には，ステロイド併用を考慮します．

　ヒドロコルチゾンに加えて，フルドロコルチゾン（鉱質コルチコイド）50 μg/日の経口投与を行うことにより，90日死亡率を改善する可能性が報告されています[7]が，実施されているのはいまだ一部施設に留まります[1]．

3) バソプレシン（ピトレシン®）

> 適　応：初期輸液とノルアドレナリンに反応しない敗血症性ショック
> 　　　　（敗血症性ショックに対しての血管収縮薬として，第二選択薬）
> 副作用：臓器虚血，末梢虚血など
> 投与方法：バソプレシン40単位を生食で計40 mLに希釈し，40単位/40 mLとします．1単位/時より持続投与を開始し，目標血圧に到達した場合には漸減を行います．最大投与量の目安は2単位/時までで，血圧に合わせて0.2単位/時ずつ増減します．

　血管平滑筋に存在するV_1受容体に作用して血管収縮を起こすことで，血圧を上昇させま

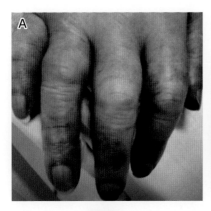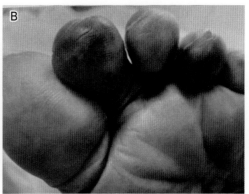

図2 バソプレシン投与患者に起こった四肢末梢虚血

す．バソプレシンはショックの初期には血中濃度が上昇し血圧維持に働きますが，ショックが遷延するとやがては枯渇し，非常に低いレベルにまで血中濃度が低下することが示されています[8]．0.01〜0.04単位／分（0.6〜2.4単位／時）のバソプレシンを持続静注することにより末梢血管抵抗を上昇させ，昇圧薬としての作用が期待できます．ただし，**2単位／時を超える投与量では虚血性合併症を増加させる可能性が報告されており，注意が必要です**[9]（図2）．

敗血症性ショックに対するバソプレシンの投与自体は，過去の報告では死亡率の有意な改善は認めなかったとされています[10, 11]が，ノルアドレナリンに反応性が不良な症例でも，バソプレシンに対しては反応し，その結果ノルアドレナリン投与量を減少させることができる場合があります．

ここがポイント

生食の投与量が増えることにより高ナトリウム血症や高クロール性アシドーシスをきたす場合があるため，希釈液として5％ブドウ糖液も使用します．耐糖能異常がある人では血糖の上昇にも注意が必要です．

専門医のクリニカルパール

筆者はバソプレシンの投与時には，必ず四肢末梢の冷感がないかを触って確認しています．バソプレシンは強力な血管収縮薬で，血管抵抗性減弱に対して投与するものです．敗血症性ショックで四肢末梢が冷たくなっている状態を見た場合には，循環血液量が減少していないか，心拍出量が低下していないかを再度検索する必要があります．すでに四肢末端が冷たくなり，末梢循環不全の徴候が出ている人に，血圧のみを目標としてバソプレシン投与を増量し続けてはいけません．

次に，上記の薬剤だけでもショックの改善が得られず，心機能の低下の合併が疑われる症例に対して使用する薬剤を述べていきたいと思います．

4) ドブタミン（ドブトレックス®，ドブポン®）

> 適　応：心原性ショックを伴う敗血症性ショック
> 副作用：不整脈
> 投与方法：ドブタミン150 mg/生食50 mLに希釈し，5 μg/kg/分から開始します．
> 　　　　　投与量の目安は2〜20 μg/kg/分までです．
> 　　　　　体重50 kgの患者に投与する場合，流量1 mL/時で1 μg/kg/分となります．

　ドブタミンはβ_1アドレナリン受容体アゴニストであり，心筋収縮力を増加させ，1回拍出量，心拍出量，心筋酸素需要量を増加させます．また，強力なβ_2刺激作用すなわち血管拡張作用を有するため，敗血症性ショックの際にはノルアドレナリンなどの血管収縮薬と併用して使用します．

　敗血症性ショックではsepsis induced myocardial dysfunction（SIMD）と呼ばれる心機能障害が約40％の患者に合併し，重症化との関連が示唆されています[12]．

　ドブタミンを使用するタイミングとして，まずエコーにて心機能の低下の有無を評価します．そのうえで循環血液量を是正し，血管収縮薬を投与開始しても血圧が改善しない場合や，乳酸値の改善が乏しい場合，また四肢末梢が冷たく循環不全が疑われる場合に使用を考慮します（すなわち心原性ショックが疑われる場合です）．

　ただし，ドブタミンの使用については死亡率改善の十分なエビデンスはなく，ガイドライン上でも弱い推奨とされています[1]．

5) アドレナリン

> 適　応：心原性ショックを伴う敗血症性ショック
> 　　　　ドブタミン開始後にも改善しない心原性ショックを伴う敗血症性ショック
> 副作用：不整脈，臓器虚血，末梢虚血など
> 投与方法：アドレナリン3 mgを生食で計50 mLに希釈し，0.1 μg/kg/分程度から不整脈に注意しつつ開始する．投与量の目安は0.05〜0.3 μg/kg/分まで．

　アドレナリンは強力なβ_1，β_2，およびα_1活性を有しており，強心薬，血管収縮薬として作用します．自施設例では他の血管収縮薬，強心薬を使用しても改善しない心原性ショックを伴った敗血症性ショックに対して，アドレナリンを使用することで改善を認める場合があります．

　ただし，副作用として不整脈や臓器・末梢虚血なども起こりうるため，併用しているバソプレシンやノルアドレナリンは循環動態を見ながら可能な限り減量を行います（アドレナリン使用が必要な症例では，これらの薬剤に対する反応性は不良なことが多いです）．

　日本版敗血症診療ガイドライン2020では，アドレナリンを強心薬として使用することはドブタミンとともに弱く推奨されていますが，血管収縮薬の第二選択としての使用は推奨されていません（第一選択はノルアドレナリンです）[1]．敗血症性ショックに対するアドレ

ナリン投与はドブタミンとノルアドレナリンの併用と比較して死亡率や合併症発生に有意な差を認めなかったという報告[13]もあり，現状では第二選択以降の位置づけとなります．

4　機械的循環補助

　　敗血症性ショックにSIMDやたこつぼ型心筋症などを合併し心機能が低下している例では，ドブタミンやアドレナリンに対する反応性が乏しかったり，不整脈（心房細動や心室頻拍）をきたしてしまい継続投与が困難となる場合もあります．そのような場合には，大動脈内バルーンパンピングやImpella™，V-A ECMO（extracorporeal membrane oxygenetion）などの機械的な補助循環を行うことによって，循環動態の改善が得られる場合があります．それらの報告は散見されますが，現時点ではその有効性に対する十分なエビデンスはありません．

おわりに

　　敗血症性ショックで使用する循環作動薬についてまとめました．投与量や希釈方法はあくまで一例であり，施設間で差があります．迷うときには病棟薬剤師，看護師にも確認しましょう．ICUでの治療は，多職種におけるチーム医療です．1人で抱え込まずみんなで協力し，最良の結果が得られるよう努力することが大切です．

文　献

1）日本集中治療医学会・日本救急医学会合同日本版敗血症診療ガイドライン2020特別委員会：日本版敗血症診療ガイドライン2020．2020
https://www.jstage.jst.go.jp/article/jsicm/advpub/0/advpub_27S0001/_pdf/-char/ja

2）Nguyen HB, et al：Outcome effectiveness of the severe sepsis resuscitation bundle with addition of lactate clearance as a bundle item：a multi-national evaluation. Crit Care, 15：R229, 2011（PMID：21951322）

3）Tian DH, et al：Safety of peripheral administration of vasopressor medications：A systematic review. Emerg Med Australas, 32：220-227, 2020（PMID：31698544）

4）Li Y, et al：Timing of norepinephrine initiation in patients with septic shock：a systematic review and meta-analysis. Crit Care, 24：488, 2020（PMID：32762765）

5）Cooper MS & Stewart PM：Corticosteroid insufficiency in acutely ill patients. N Engl J Med, 348：727-734, 2003（PMID：12594318）

6）Venkatesh B, et al：Adjunctive Glucocorticoid Therapy in Patients with Septic Shock. N Engl J Med, 378：797-808, 2018（PMID：29347874）

7）Annane D, et al：Hydrocortisone plus Fludrocortisone for Adults with Septic Shock. N Engl J Med, 378：809-818, 2018（PMID：29490185）

8）Sharshar T, et al：Circulating vasopressin levels in septic shock. Crit Care Med, 31：1752-1758, 2003（PMID：12794416）

9）Dünser MW, et al：Ischemic skin lesions as a complication of continuous vasopressin infusion in catecholamine-resistant vasodilatory shock：incidence and risk factors. Crit Care Med, 31：1394-1398, 2003（PMID：12771608）

10) Russell JA, et al：Vasopressin versus norepinephrine infusion in patients with septic shock. N Engl J Med, 358：877-887, 2008（PMID：18305265）

11) Gordon AC, et al：Effect of Early Vasopressin vs Norepinephrine on Kidney Failure in Patients With Septic Shock：The VANISH Randomized Clinical Trial. JAMA, 316：509-518, 2016（PMID：27483065）

12) Kakihana Y, et al：Sepsis-induced myocardial dysfunction：pathophysiology and management. J Intensive Care, 4：22, 2016（PMID：27011791）

13) Annane D, et al：Norepinephrine plus dobutamine versus epinephrine alone for management of septic shock：a randomised trial. Lancet, 370：676-684, 2007（PMID：17720019）

Profile

吉田浩輔（Kosuke Yoshida）

京都医療センター 救命救急科
救急専門医，集中治療専門医
大変な状況のなか，救急現場の第一線で共に働いてくださる研修医の先生方，本当にありがとうございます．

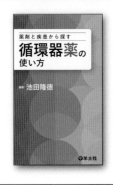

ICUでの心房細動の管理はこうしよう：ABCパスウェイに基づいたstep upメソッド

津久田純平

① ICU患者で新たに心房細動が起こったときは，ABCパスウェイに沿って考える
② 心房細動治療の2本柱はアップストリーム治療とダウンストリーム治療である
③ 心機能によって選択するレートコントロールに留意する

■ はじめに

「A先生，肺炎による呼吸不全に対して人工呼吸器を装着しICUに入室となっている特に既往のない60歳代の男性が急に心房細動になりました．対応をお願いします」と言われて，自信をもって対応できますか？ アップストリーム治療，ダウンストリーム治療と聞いてとっさに頭に浮かびますか？ 本稿ではICUに入室する重症患者によくみられる心房細動の病態生理と血行動態に準じた治療，特にレートコントロールの薬剤についてまとめます．

1 心房細動の病態生理

ICUで管理する重症患者の1.8％から10％で心房細動が新たに生じるといわれています[1]．敗血症患者に限れば，3人に1人が心房細動を有し，そのうち10％が新規発症といわれています[2]．また新規発症の心房細動を合併する重症敗血症患者は院内死亡率を上げる要因です[3]．

リスク因子を表1にまとめます[2, 4]．この表からもわかるように，ICUにおいては既存の患者因子に加えて，正常の電気伝導を混乱させる複数の要因から心房細動が引き起こされる可能性があります．

続いて，心房細動となる病態を表2にまとめます[5, 6]．一度心房細動が生じると，その

表1 重症患者における心房細動のリスク因子

	リスク因子	
電解質異常	・低カリウム血症 ・高カリウム血症 ・低カルシウム血症	・低マグネシウム血症 ・低リン血症
心筋障害	・心筋梗塞 ・敗血症性心筋症※1	・肺塞栓症 ・心不全
交感神経刺激	・敗血症 ・昇圧薬※2 ・人工呼吸器非同調	・甲状腺クリーゼ ・アルコール離脱症候群
患者因子	・高齢 ・男性	・肥満
その他	・ショック ・高齢 ・肺動脈カテーテルの存在	・鈍的胸部外傷 ・β刺激薬などの薬剤

※1 敗血症性心筋症：sepsis-induced cardiomyopathy として知られており，左室拡張，収縮能低下，7〜10日で改善する，冠動脈造影では異常がないことを特徴とする病態です[15].
※2 ドパミンの方がアドレナリンよりも心房細動を引き起こす率が高いです[16].

表2 心房細動の病態生理とアップストリーム治療

メカニズム	病因	アップストリーム治療（疾患特異的治療）
構造的リモデリング 心筋伸展 （心房拡大，収縮能低下）	・過剰輸液 ・僧帽弁狭窄症 ・僧帽弁閉鎖不全症	・利尿薬，人工透析 ・大動脈バルーンパンピング，心臓手術 ・形成術
心筋の酸素欠乏	・心筋梗塞 ・脱水 ・貧血	・血行再建術 ・輸液 ・輸血
細胞内イオン交換異常	・電解質異常 　低カリウム血症 　低マグネシウム血症	・カリウム補正（目標K：4.5〜5.5 mmol/L） ・マグネシウム補正（目標Mg：2〜3 mmol/L）
交感神経刺激	・敗血症 ・心筋炎 ・人工心肺装置 ・昇圧薬 ・不安・疼痛	・抗生物質 ・免疫抑制薬 ・オフポンプ手術，ステロイド ・昇圧薬減量，カテコラミン製剤の制限※ ・鎮静・鎮痛
電気的リモデリング	・甲状腺クリーゼ ・持続性頻脈	・β遮断薬，抗甲状腺薬，など ・β遮断薬，カルシウム拮抗薬
上記複合因子	低体温症	復温

※非アドレナリン製剤であるバソプレシンはノルアドレナリンと併用することでノルアドレナリンの必要量を減らし，心房細動を抑制するという報告もあります[17].

数分後から電気的リモデリング（リエントリー回路形成と異常自動能更新）とカルシウム代謝が刺激され，心房の不応期が短縮され，数日以内に収縮能の低下，心房拡張となり心房細動が持続されます[5]. さらに交感神経刺激やサイトカインによる炎症などが心房細動を持続させ，心房の構造的リモデリング（心房の繊維化と心房細胞の脱落）も合わさって最終的には永続的な心房細動になる可能性もあります[5].

2 治療の流れと適応

　　心房細動の管理は大きく3つに分けられます．心房細動に関連する関連する重篤な合併症を予防すること（Anticoagulation/Avoid stroke）と症状を緩和すること（Better symptom management），リスク因子の管理（Cardiovascular and Comorbidity optimization）の頭文字をとってABCパスウェイといわれています[7]．本稿では特に心房細動に関連する合併症の代表的な予防であるA：抗凝固療法と，B：症状の緩和に有効である電気的除細動，レートコントロール，リズムコントロール，抗不整脈薬療法について説明します．これらの治療は，特に新たに心房細動が検出された時点で，並行して検討する必要があります．

1）抗凝固療法（Anticoagulation/Avoid stroke）

　　敗血症に合併した新たな心房細動を有する患者は入院中の脳梗塞のリスクが2倍になるといわれており[6]，抗凝固療法の必要性がある一方で，後天的凝固障害の代表疾患である敗血症，疾患の重症度，併存疾患，観血的処置，などの出血のリスクも高くその使用には注意が必要です[2]．本稿では詳細は省略しますが，血栓と出血のリスクをそれぞれCHA_2DS_2-VAScとHAS-BLEDというスコアを用いて評価します．CHA_2DS_2-VAScは最大9点（最小は男性であれば0点，女性であれば1点）であり，1点であれば1年以内の脳梗塞のリスクが2.2％であるのに対し，9点であれば15.2％といわれています[8]（ざっくりと点数の2倍のリスクがあると覚えると覚えやすいです）．集中治療室に入室する患者で予防として抗凝固療法を必要としない患者は稀であり，次にHAS-BLEDで出血のリスク評価行います．HAS-BLEDは最大9点で，点数が高い方が出血のリスクが高いといわれています[9]．ただ実際はHAS-BLEDで高リスクに入った群であっても抗凝固療法の禁忌というわけではなく，出血のリスクが高い患者をピックアップし，対応可能な出血リスクを排除し，くり返し出血リスクの評価を行いながら抗凝固療法を行います．

2）症状緩和（Better symptom management）

　　ICU管理中に新たに心房細動が生じると拡張期の心室充満を助ける「心房収縮（atrial kick）」が喪失され，特に拡張能障害のある患者は心房収縮の依存度が高いため，非代償性の心不全を惹起する可能性が高まります[6]．そうした症状を緩和するために，新規発症の心房細動に対してアップストリーム治療（疾患特異的治療）とダウンストリーム治療（対症療法）に分けて多面的に治療を行います（図）．

　　最初に行うことは，バイタルサインのチェックとABCの安定化です．このABCはAirway，Breathing，Circulationの頭文字のことです．モニター類の確認と必要に応じて末梢もしくは中心静脈路の確保，酸素投与を行います．並行して以下の手順で治療を行います．

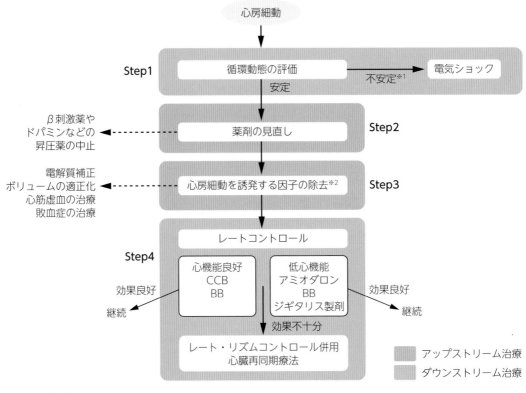

図 ● **心房細動の治療（フローチャート）**

CCB：カルシウム拮抗薬
BB ：β遮断薬
※1 低血圧（ショック），明らかな心筋虚血（心電図変化や胸痛），低酸素を伴う心不全徴候，意識障害のどれか1つであれば不安定と判断します．
※2 詳しくは**表2**を参照してください．
文献6を元に作成．

> Step1：心房細動に起因する可能性のある循環動態の評価
> Step2：心房細動のリスクを高める薬剤（β刺激薬や昇圧薬）の除去や変更
> Step3：可逆性不整脈誘発性トリガー（電解質異常，ボリューム，敗血症など：**表2**を参照）の除去
> Step4：レートコントロールおよびリズムコントロール

❶ Step1：循環動態の評価

　循環動態についてはバイタルサインなどから重要臓器への血流の有無を評価します．特に，低血圧（心原性ショック），明らかな心筋虚血（心電図変化や胸痛），低酸素を伴う心不全徴候，意識障害のどれか1つがあれば不安定と判断し電気ショックを行います[2]．電気ショックは同期させ，初回単相性なら200 J，二相性なら120〜200 J，不成功なら段階的にエネルギー量を上げます[10]．しかし電気ショックの成功率は低く，電気ショックによって洞調律の回復する割合は71 %，24時間後まで洞調律を維持できている割合は23 %

といわれています[11]. それゆえ，予防的な電気ショックに抗不整脈薬を併用することが望まれます．また，電気ショック後の脳梗塞のリスクは発症48時間以内で0.3％，48時間以降で5〜7％といわれますが，ショックなどの循環動態が破綻している状況であれば，脳梗塞のリスクを承知のうえで電気ショックを行うこともあります[12].

❷ Step2：使用薬剤の見直し

❸ Step3：治療可能なリスクの除去

　循環動態が安定している場合は次のステップに進みます．このStep2および3をアップストリーム治療といって，心房細動のリスク因子（原因）が認められる全症例に介入する必要があります．患者に投与中の薬剤で心房細動のリスクとなるカテコラミン製剤，β刺激薬やI群に代表される抗不整脈薬などの見直し，そして表2にもあげましたが，原因精査目的に12誘導心電図，心エコー検査や甲状腺・トロポニンなどの心筋逸脱酵素を含む血液検査を行い，原因に合わせた治療をします．

❹ Step4：レートコントロールおよびリズムコントロール

　Step1〜3で対応したにもかかわらず，心房細動が持続する場合にStep4に進みますが，Step1とこのStep4を合わせてダウンストリーム治療といって，心房細動に対する対症療法のことを指します．症状増悪の原因によってレートコントロールかリズムコントロールを使い分ける，つまり脈拍上昇が原因なのか，心房の収縮異常が原因なのかで使い分けをすることもありますが，最初に考慮すべきはレートコントロールです．ICUに入室する患者の多くは循環動態が不安定であり，心機能を低下させ催不整脈作用のあるリズムコントロール（特にI群）は使用が限られるため，本稿では割愛します．

　レートコントロールとしての頻用薬にβ遮断薬（BB）とカルシウム拮抗薬（CCB）さらにジギタリス製剤，さらにアミオダロンがあります．BBとCCBは，即効性や交感神経遮断の面などからジギタリス製剤よりも好まれます．CCBは，電位依存性カルシウムチャネルを阻害し，房室結節の脱分極を減少させ，心拍数を低下させます．ただし，CCBは血管拡張作用と負の変力作用もあり，急性心不全の患者には禁忌とされています．BBは，CCBと同様に，負の変力作用，血管拡張作用を示しますが，βの拮抗作用により交感神経遮断薬として機能します．ただし，一部のBBはCOPDや気管支喘息のある症例では使用できないことがあり注意が必要です．ジギタリス製剤は心機能の低下した頻脈性心房細動例で使用されることが多いです．しかしジギタリス製剤のもつ迷走神経刺激作用は，カテコラミン分泌が亢進している重症患者では効果が低い可能性があります[13]. アミオダロンはICUに入室するような重症患者で特に左室の収縮能が低下している患者に好んで使用されます．またアミオダロンは電気ショックの成功率を上げる薬剤でもあります[14]. 実際の使い分けとしては図にもありますが，心エコーで収縮能を評価し，収縮能が保たれている症例ではBBかCCB，低下している症例ではBBかアミオダロンを第一選択薬とします[2]. 心房細動を含む治療開始後は安静時で脈拍が110回/分以下であること，症状が緩和されていること，心エコーでの収縮能などを評価します[7]. 単剤で治療を開始した後に効果が

不十分な場合にはリズムコントロールを含む併用療法や心臓再同期療法なども検討し必要に応じて循環器内科医に相談します.

③ 副作用や投与の際の注意点

　これまで出てきたレートコントロールを表3にまとめます. BBの静脈注射薬は表3にあるランジオロール（オノアクト®）と, プロプラノロール（インデラル®）があります. BBはβ_1受容体を遮断することで心機能を抑え心臓の仕事量を抑えますが, 気管支拡張にかかわるβ_2受容体に対し遮断作用を表わす場合もあり, β_2受容体遮断作用による気管支収縮のため喘息などの患者に使用できない薬剤もあります. ランジオロールはβ_1選択的なのに対してプロプラノロールはβ_1非選択性であり, 気管支喘息を有する患者には禁忌です. CCB, 特にベラパミルは陰性変力作用を併せもつ薬剤であり, 低心機能の症例であるほどその作用は強く表れるため, 低心機能の心不全患者においては禁忌です. ICU患者ではさまざまな要因で入室時に低心機能となっており, 心房細動の併発により心機能がさらに障害されるため, CCBの使用には十分な注意が必要です. ジギタリス製剤は腎排泄の薬剤であり, 腎機能低下例に投与すると, ジギタリス中毒をきたすことがあります. また低カリウム値症を有する患者に投与する場合にもジギタリス中毒を念頭におく必要があります. アミオダロンはICU患者において使用頻度が高い一方で, 表3にあるように注入中の徐脈や臓器毒性があるので注意が必要です.

表3 レートコントロールに使用する薬剤

商品名	一般名	心拍出量 血圧	脈拍	効果 発現時間	副作用	代表的な禁忌疾患
オノアクト®	ランジオロール	↓	↓	5〜10分	・心機能低下 ・房室ブロック	・心原性ショック ・徐脈性不整脈 ・糖尿病性ケトアシドーシス ・未治療褐色細胞腫
ヘルベッサー®	ジルチアゼム	↓	↓	3分	・血圧低下 ・徐脈 ・ブロック心不全	・心不全 ・徐脈性不整脈 ・WPW症候群
ワソラン®	ベラパミル	↓↓	↓↓	10分		
ジゴシン®	ジゴキシン （ジギタリス製剤）	→〜↑	↓	5〜30分	・ジギタリス中毒 ・徐脈	・心室細動
アンカロン®	アミオダロン	→	↓	480分	・徐脈 ・間質性肺炎 ・肝障害 ・甲状腺機能異常	・徐脈 ・ヨウ素過敏症

4 具体的な投与方法（希釈方法）

　当院での希釈方法を**表4**にまとめました．ジギタリス製剤は腎機能障害を有する患者には投与量を減らすなど調整が必要です．最大1.5 mg/日と添付文書にはありますが，実際は2〜3回使用して効果がない場合には別の薬剤を検討します．ジルチアゼムを使用する際には，心機能の評価を必ず前もって行うように心がけます．なお，ここにあげた薬価についてはいずれも先発品の値段になります．

おわりに

　ICUで心房細動に出会った場合は脈拍を抑えるだけではなく，心房細動になった原因に対処することが大事です．またレートコントロールを考える際は心機能を必ず評価するようにしましょう．

表4 レートコントロールに使用する薬剤の希釈方法と投与速度

商品名（値段）	一般名	希釈方法	開始速度（体重50 kg）	最大速度（体重50 kg）
オノアクト® (4,730円/ 50 mg 1瓶)	ランジオロール	50 mg 3A ＋生食 50 mL	1 mL/時	10 mL/時
ヘルベッサー® (810円/ 50 mg 1瓶)	ジルチアゼム	50 mg 2V ＋生食 50 mL	2 mL/時	15 mL/時
ワソラン® (243円/ 5 mg 1瓶)	ベラパミル	5 mg 1A ＋生食 8 mL	2〜3分かけて2.5〜5.0 mg投与	
ジゴシン® (141円/ 0.25 mg 1瓶)	ジゴキシン（ジギタリス製剤）	0.25 mg 1A （原液のまま）	5分以上かけてゆっくり投与 0.25 mg 6時間ごと効果が出るまで[※1] 最大1.5 mg/日	
アンカロン® (2,395円/ 150 mg 1瓶)	アミオダロン	150 mg 5A ＋5％ブドウ糖 500 mL	33 mL/時で6時間 17 mL/時を42時間まで継続[※2]	
		2.5 mL（150 mg 1A/3 mLから抜く）を5％ブドウ糖 100 mLに混注	初期急速投与 125 mg/10分	

※1　実際は血中濃度も参考に投与量を調整します．
※2　必要に応じて48時間以降も継続することが可能です．
（薬価は2020年12月時点）

■ 文 献

1) Malik A, et al：Atrial fibrillation in the intensive care setting. J Intensive Care Soc, 14：141-149, 2013

2) Boriani G, et al：European Heart Rhythm Association（EHRA）consensus document on management of arrhythmias and cardiac electronic devices in the critically ill and post-surgery patient, endorsed by Heart Rhythm Society（HRS）, Asia Pacific Heart Rhythm Society（APHRS）, Cardiac Arrhythmia Society of Southern Africa（CASSA）, and Latin American Heart Rhythm Society（LAHRS）. Europace, 21：7-8, 2019（PMID：29905786）

3) Walkey AJ, et al：Incident stroke and mortality associated with new-onset atrial fibrillation in patients hospitalized with severe sepsis. JAMA, 306：2248-2254, 2011（PMID：22081378）

4) Bosch NA, et al：Risk Factors for New-Onset Atrial Fibrillation in Patients With Sepsis：A Systematic Review and Meta-Analysis. Crit Care Med, 47：280-287, 2019（PMID：30653473）

5) Arrigo M, et al：Management of atrial fibrillation in critically ill patients. Crit Care Res Pract, 2014：840615, 2014（PMID：24527212）

6) Bosch NA, et al：Atrial Fibrillation in the ICU. Chest, 154：1424-1434, 2018（PMID：29627355）

7) Hindricks G, et al：2020 ESC Guidelines for the diagnosis and management of atrial fibrillation developed in collaboration with the European Association of Cardio-Thoracic Surgery（EACTS）. Eur Heart J：doi:10.1093/eurheartj/ehaa612, 2020（PMID：32860505）

8) Hedna VS, et al：Trends in the management of atrial fibrillation：A neurologist's perspective. J Cardiovasc Dis Res, 3：255-264, 2012（PMID：23233767）

9) Pisters R, et al：A novel user-friendly score（HAS-BLED）to assess 1-year risk of major bleeding in patients with atrial fibrillation：the Euro Heart Survey. Chest, 138：1093-1100, 2010（PMID：20299623）

10) American Heart Association：「アメリカ心臓協会 心肺蘇生と救急心血管治療のためのガイドライン 2010（2010 American Heart Association Guidelines for CPR and ECC）」のハイライト，pp1-32，2010 https://www.heart.org/idc/groups/heart-public/@wcm/@ecc/documents/downloadable/ucm_317340.pdf

11) Arrigo M, et al：Disappointing Success of Electrical Cardioversion for New-Onset Atrial Fibrillation in Cardiosurgical ICU Patients. Crit Care Med, 43：2354-2359, 2015（PMID：26468695）

12) Rankin AJ & Rankin SH：Cardioverting acute atrial fibrillation and the risk of thromboembolism：not all patients are created equal . Clin Med（Lond）, 17：419-423, 2017（PMID：28974590）

13) Eisen A, et al：Digoxin Use and Subsequent Clinical Outcomes in Patients With Atrial Fibrillation With or Without Heart Failure in the ENGAGE AF-TIMI 48 Trial. J Am Heart Assoc, 6：doi:10.1161/JAHA.117.006035, 2017（PMID：28666993）

14) Fuster V, et al：ACC/AHA/ESC 2006 Guidelines for the Management of Patients with Atrial Fibrillation：a report of the American College of Cardiology/American Heart Association Task Force on Practice Guide-lines and the European Society of Cardiology Committee for Practice Guidelines（Writing Committee to Revise the 2001 Guidelines for the Management of Patients With Atrial Fibrillation）：developed in collaboration with the European Heart Rhythm Association and the Heart Rhythm Society. Circulation, 114：e257-e354, 2006（PMID：16908781）

15) L'Heureux M, et al：Sepsis-Induced Cardiomyopathy：a Comprehensive Review. Curr Cardiol Rep, 22：35, 2020（PMID：32377972）

16) De Backer D, et al：Dopamine versus norepinephrine in the treatment of septic shock：a meta-analysis*. Crit Care Med, 40：725-730, 2012（PMID：22036860）

17) McIntyre WF, et al：Association of Vasopressin Plus Catecholamine Vasopressors vs Catecholamines Alone With Atrial Fibrillation in Patients With Distributive Shock：A Systematic Review and Meta-analysis. JAMA, 319：1889-1900, 2018（PMID：29801010）

■ おすすめ文献

1）Boriani G, et al：European Heart Rhythm Association（EHRA）consensus document on management of arrhythmias and cardiac electronic devices in the critically ill and post-surgery patient, endorsed by Heart Rhythm Society（HRS）, Asia Pacific Heart Rhythm Society（APHRS）, Cardiac Arrhythmia Society of Southern Africa（CASSA）, and Latin American Heart Rhythm Society（LAHRS）. Europace, 21：7-8, 2019（PMID：29905786）
　　↑心房細動の診断と管理に関するESCの最新のレビューです.

2）Bosch NA, et al：Atrial Fibrillation in the ICU. Chest, 154：1424-1434, 2018（PMID：29627355）
　　↑ICUでの心房細動のリスク因子や管理について詳細に述べられています.

Profile

津久田純平（Jumpei Tsukuda）

聖マリアンナ医科大学病院 救急医学教室
現在Thomas Jefferson UniversityのERに留学中.
専門は救急・集中治療
今行っている基礎研究を日本でどう継続できるのかを考えつつ, COVID-19のパンデミックの最中のアメリカ生活をエンジョイする方法も模索しています.
心房細動の治療に限らず, その状態に至った原因と原因治療までの橋渡し的な治療（対症療法）を考えることはどの分野に進むにしても必ず役に立ちます. 先輩からの耳学問も大事ですが, 時間があるときでいいのでそのなかの興味がある領域について少しでも自分で調べる癖をつけましょう.

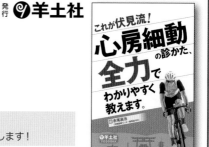

専門医でなくてもこれだけは知っておきたい抗血小板療法

田﨑淳一

① アスピリンは，急性冠症候群（ACS）を疑ったら発症直後から投与する

② クロピドグレルは，初期負荷投与することで早期に抗血小板作用が発現するが，個人差に注意が必要

③ プラスグレルは本邦では海外用量の3分の1に用量調節され，出血リスクを低減している

④ 抗血小板薬の休薬期間は各薬剤で異なるため，観血的処置の際は注意する

はじめに

　　抗血小板薬は，心筋梗塞や脳梗塞といった動脈硬化性疾患の予防に非常に重要な薬剤であり，CAPRIE[1] をはじめとする大規模臨床試験によってその有効性が明らかとなっています．一方で抗血小板作用が強力になればなるほど，出血性合併症の頻度が増加するため，急性期を過ぎて多剤を併用するのは高リスクとなります．本稿ではアスピリン，チエノピリジン系抗血小板薬の特徴，有効性，効果発現について解説します．また，出血イベントや観血的処置の際に，抗血小板薬をいつから休薬するのか，またその可逆性についても記載します．

1 アスピリン

　　血栓の形成過程において，局所において活性化された血小板では，アラキドン酸からトロンボキサン A_2（TXA_2）が産生されます．TXA_2 は血小板のアゴニストであり，血小板活性化の増幅に寄与します．アスピリンは血小板のシクロオキシゲナーゼ-1（COX-1）を阻

害することで，TXA$_2$の産生を抑制し，血小板凝集を抑制します．

　アスピリンは内服後すみやかに上部消化管から吸収され，血中濃度は0.5時間で最高となり，その抗血小板作用は内服後すみやかに発現します．アスピリン腸溶錠の場合は，吸収が遅延するため約4時間で最高血中濃度となります．

　虚血性心疾患，特に急性冠症候群（acute coronary syndrome：ACS）では発症直後からアスピリン（81〜162 mg）を投与することが推奨されています．17,187例の心筋梗塞患者を対象としたISIS-2試験[2]においてもアスピリンの投与の有効性が報告されています．

　アスピリン投与に伴う問題点の1つは，胃潰瘍などの消化管出血です．消化管出血に対する対策としてはH$_2$受容体拮抗薬ではなく，プロトンポンプ阻害薬（proton pump inhibitor：PPI）の併用が推奨されており，アスピリンとPPIの合剤が使用可能となっています．

2　チエノピリジン系抗血小板薬・P2Y$_{12}$受容体拮抗薬

　チエノピリジン系抗血小板薬は，心筋梗塞や脳梗塞，末梢動脈疾患といった動脈硬化性疾患の予防に非常に重要な薬剤です．アスピリンとクロピドグレルを比較したCAPRIE試験では，クロピドグレル群でアスピリン群と比較し心血管イベントの発生率が少なく，特に末梢動脈疾患で有効であることが報告されています[1]．冠動脈ステント留置術後の抗血栓療法としてアスピリン，チエノピリジンによる抗血小板薬2剤併用療法（dual antiplatelet therapy：DAPT）が標準的となっています[3]．

1）クロピドグレル

　クロピドグレルは，第2世代のチエノピリジンであり，第1世代のチクロピジンと比較して重篤な副作用が少なく，また初期負荷投与（300 mg）した後に維持用量（75 mg）を内服することで，すみやかに抗血小板作用が発現します．そのため事前に抗血小板薬が投与されていないACS患者においても，投与開始後早期から血小板凝集を抑制することができます．ただ，われわれの研究では300 mgの初期負荷投与から24時間程度で抗血小板作用が安定するものの，クロピドグレルの抗血小板作用には個人間で差があることを報告しています[4]．

　クロピドグレルはプロドラッグであり，腸管から吸収されたのち肝臓の薬物代謝酵素であるチトクロームP450（CYP）により代謝され活性代謝物となることで薬効を発揮します．クロピドグレルの代謝にはCYP2C19が関与しています．CYP2C19には多くの遺伝子多型が存在しますが，そのなかでも臨床的に重要な機能低下型遺伝子多型はCYP2C19*2（681G＞A）とCYP2C19*3（636G＞A）の一塩基多型です．日本人を含むアジア人において，この機能低下型遺伝子多型が多く存在し（*2：26.7％ *3：12.8％）[5]，機能欠損群ではCYP2C19の酵素活性が低下し[6]，抗血小板作用が十分に発揮されません[7]．また，クロピドグレル内服下にPCIを施行されたACS患者のうち，CYP2C19機能低下型遺伝子多型群において心血管イベントの発症が多いことが報告されています[8, 9]．

2) プラスグレル

　　プラスグレルは第3世代のチエノピリジン系抗血小板薬であり，クロピドグレルに比べ代謝経路が単純で，抗血小板作用が迅速に発現します．ACS患者（約13,000例）に対してプラスグレルとクロピドグレルの心血管イベント抑制効果を比較したTRITON-TIMI38試験では，プラスグレル群で心血管イベント（心血管死・心筋梗塞・脳梗塞）の発生を減少させることが報告されています[10]．しかし脳血管障害や一過性脳虚血性発作（TIA）の既往がある群，75歳以上の高齢者，低体重群（＜60 kg）では出血性副作用の発生が多くなりました[10]．本邦に導入されるにあたっては用量設定が行われ，海外用量の約3分の1（初期負荷用量20 mg・維持用量3.75 mg）となっています．本邦でのACS患者を対象としたPRASFIT-ACS試験では，出血リスクを増やすことなく，心血管イベントを抑制することが報告されています[11]．

　　プラスグレルは初期負荷投与から2～4時間で抗血小板作用が発現します（**図1**）[12]．ST上昇型心筋梗塞では，診断後早期の負荷投与が推奨されますが，非ST上昇型心筋梗塞や不安定狭心症では，緊急で冠動脈バイパス術が必要となる可能性もあり，冠動脈造影後にPCI施行が確定してから負荷投与することが推奨されます．

3) チカグレロル

　　チカグレロルは肝臓でのCYPの代謝を経ることなく，血小板のADP受容体であるP2Y12を直接阻害することで，早期に血小板凝集を抑制するとともに，中止後もすみやかに血小板凝集能が回復します[13]．ACS患者（約18,000例）に対してチカグレロルとクロピドグレルの心血管イベント抑制効果を比較したPLATO試験では，チカグレロルが心血管イベン

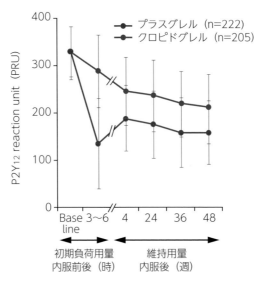

図1 プラスグレル，クロピドグレル初期負荷投与後の抗血小板作用の発現
文献12より引用．

ト（心血管死亡，心筋梗塞，脳卒中）およびステント血栓症を減少させ，出血性イベント
は両群で差はありませんでした[14]．日本人を中心としたアジア人のACS患者を対象に，ク
ロピドグレルとチカグレロルを比較したPHILO試験では，有意差はありませんでしたが
チカグレロル投与で心血管イベント，出血が多く発生しました[15]．本邦ではチカグレロル
は，クロピドグレルあるいはプラスグレルが投与困難な患者に適応となっています．

3 抗血小板療法の休薬について

　　手術や内視鏡処置等で出血のリスクが高い場合，あるいは出血性イベントが起こった場
合，抗血小板薬の休薬が必要となります．抗血小板療法の長期間の休薬は血栓イベントの
リスクが高くなるため，その休薬期間はできるだけ短くする必要があります．「2020年日
本循環器学会ガイドラインフォーカスアップデート版 冠動脈疾患患者における抗血栓療法」
において，各抗血小板薬の休薬期間が推奨されています（図2）[16]．
　　アスピリンは，多くの非心臓手術において出血リスクを上回る利益をもたらすため周術

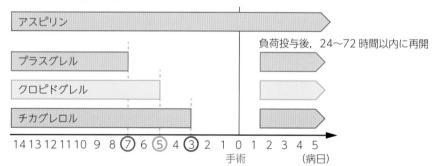

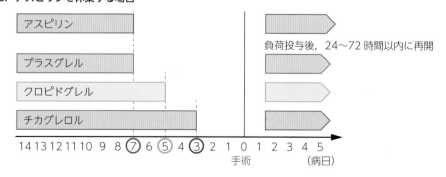

図2 待機手術における抗血小板療法の休薬と再開

アスピリンは継続を基本とするが，出血リスクが高い手術において，周術期血栓リスクが低い患者や
出血が重篤な状態を引き起こしうる患者などでは，手術の7日前からのアスピリン休薬を考慮する．
日本循環器学会2019年度活動：2020年JCSガイドライン フォーカスアップデート版 冠動脈疾患患
者における抗血栓療法 https://www.j-circ.or.jp/cms/wp-content/uploads/2020/04/JCS2020_
Kimura_Nakamura.pdf（2020年12月閲覧）より転載．

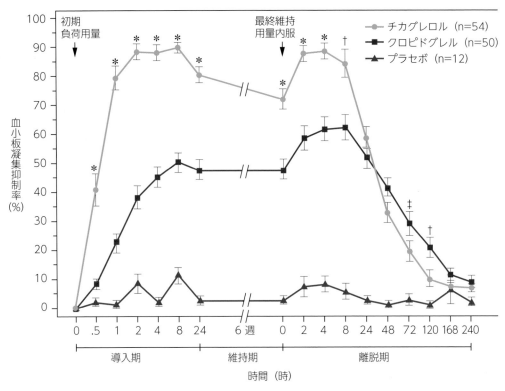

図3 チカグレロル，クロピドグレルの内服開始・休薬後の血小板凝集抑制率
＊P < 0.0001, †P < 0.005, ‡P < 0.05
文献13より引用.

期にも継続することがのぞましくなります．出血リスクの高い手術の場合，周術期血栓リスクの低い患者においては休薬を考慮します．アスピリンの血中消失半減期は0.4時間と短いものの，COX-1を不可逆的に阻害するため，その効果は血小板の寿命である約7日間続き，7日前からの休薬が推奨されています[16]．アスピリンの内服休薬後に臨床的に出血傾向が問題とならなくなるには，すべての血小板が入れ替わる必要はなく，休薬後約4日で出血時間はアスピリン投与前とほぼ同様になる[17] という報告もあり，個々の患者の出血・血栓リスクを評価したうえで個別の対応が求められます．また休薬期間中のヘパリン代替療法については，ステント血栓症予防についての有効性は示されておらず推奨されません[16]．

　P2Y12受容体拮抗薬については，待機的手術を受ける患者では，ACS直後など著しく血栓リスクが高くなければ術前から休薬が望まれます．クロピドグレルを休薬後血小板機能が正常に戻るまでの時間は最終内服から5〜7日と報告されており[13]，出血高リスクの観血的治療の5日前に休薬が推奨されています[16]．一方でチカグレロルについては，休薬後約3日間で血小板凝集能が回復すると報告されています[13] （図3）．

表 血栓・出血リスクの予測スコア　文献18より引用.

A）血栓リスク（心筋梗塞・ステント血栓症・虚血性脳卒中）の予測スコア

因子	ポイント
CKD（透析またはeGFR＜30 mL/分/1.73 m²）	2
心房細動	2
PVD	2
貧血（ヘモグロビン値＜11 g/dL）	2
年齢（≧75歳）	1
心不全	1
糖尿病	1
慢性完全閉塞（CTO）	1
スコアの範囲	0〜12

0〜1ポイントを低リスク，2〜3ポイントを中リスク，4ポイント以上を高リスクに分類

B）出血リスク（GUSTO出血基準の中等度〜重度または生命を脅かす出血）の予測スコア

因子	ポイント
血小板減少（＜100,000/μL）	2
CKD（透析またはeGFR＜30 mL/分/1.73 m²）	2
PVD	2
心不全	2
心筋梗塞の既往	1
悪性腫瘍合併	1
心房細動	1
スコアの範囲	0〜11

0ポイントを低リスク，1〜2ポイントを中リスク，3ポイント以上を高リスクに分類

おわりに

　本邦の動脈硬化性疾患患者は高齢者が多く，欧米と比較し血栓リスクが低く出血リスクが高い症例が多いです．抗血栓薬を使用する際には，血栓リスクおよび出血リスクを評価し（表），適切な時期に減量あるいは変更して出血イベントを起こさないように留意することが重要です．また観血的処置が必要となったときには，その休薬時間は最小限とし，いたずらに長期間休薬したり，抗血小板薬内服再開を失念することで患者の血栓リスクを上昇させないように注意しましょう．

文　献

1）CAPRIE Steering Committee：A randomised, blinded, trial of clopidogrel versus aspirin in patients at risk of ischaemic events (CAPRIE). CAPRIE Steering Committee. Lancet, 348：1329-1339, 1996（PMID：8918275）

2）Baigent C, et al：ISIS-2：10 year survival among patients with suspected acute myocardial infarction in randomised comparison of intravenous streptokinase, oral aspirin, both, or neither. The ISIS-2 (Second International Study of Infarct Survival) Collaborative Group. BMJ, 316：1337-1343, 1998（PMID：9563981）

3）Leon MB, et al：A clinical trial comparing three antithrombotic-drug regimens after coronary-artery stenting. Stent Anticoagulation Restenosis Study Investigators. N Engl J Med, 339：1665-1671, 1998（PMID：9834303）

4）Hoshino K, et al：Clopidogrel resistance in Japanese patients scheduled for percutaneous coronary intervention. Circ J, 73：336-342, 2009（PMID：19106460）

5）Fukushima-Uesaka H, et al：Genetic variations and haplotypes of CYP2C19 in a Japanese population. Drug Metab Pharmacokinet, 20：300-307, 2005（PMID：16141610）

6) Tazaki J, et al：Prediction of clopidogrel low responders by a rapid CYP2C19 activity test. J Atheroscler Thromb, 19：186-193, 2012（PMID：22166969）

7) Jinnai T, et al：Impact of CYP2C19 polymorphisms on the antiplatelet effect of clopidogrel in an actual clinical setting in Japan. Circ J, 73：1498-1503, 2009（PMID：19531897）

8) Mega JL, et al：Cytochrome p-450 polymorphisms and response to clopidogrel. N Engl J Med, 360：354-362, 2009（PMID：19106084）

9) Arima Y, et al：Comparison of the effect of CYP2C19 polymorphism on clinical outcome between acute coronary syndrome and stable angina. J Cardiol, 65：494-500, 2015（PMID：25156215）

10) Wiviott SD, et al：Prasugrel versus clopidogrel in patients with acute coronary syndromes. N Engl J Med, 357：2001-2015, 2007（PMID：17982182）

11) Saito S, et al：Efficacy and safety of adjusted-dose prasugrel compared with clopidogrel in Japanese patients with acute coronary syndrome：the PRASFIT-ACS study. Circ J, 78：1684-1692, 2014（PMID：24759796）

12) Isshiki T, et al：Prasugrel, a third-generation P2Y12 receptor antagonist, in patients with coronary artery disease undergoing elective percutaneous coronary intervention. Circ J, 78：2926-2934, 2014（PMID：25342212）

13) Gurbel PA, et al：Randomized double-blind assessment of the ONSET and OFFSET of the antiplatelet effects of ticagrelor versus clopidogrel in patients with stable coronary artery disease：the ONSET/OFFSET study. Circulation, 120：2577-2585, 2009（PMID：19923168）

14) Wallentin L, et al：Ticagrelor versus clopidogrel in patients with acute coronary syndromes. N Engl J Med, 361：1045-1057, 2009（PMID：19717846）

15) Goto S, et al：Ticagrelor vs. clopidogrel in Japanese, Korean and Taiwanese patients with acute coronary syndrome -- randomized, double-blind, phase III PHILO study. Circ J, 79：2452-2460, 2015（PMID：26376600）

16) 日本循環器学会：2020年JCSガイドライン フォーカスアップデート版 冠動脈疾患患者における抗血栓療法. 2020 https://www.j-circ.or.jp/cms/wp-content/uploads/2020/04/JCS2020_Kimura_Nakamura.pdf

17) Cahill RA, et al：Duration of increased bleeding tendency after cessation of aspirin therapy. J Am Coll Surg, 200：564-73; quiz A59, 2005（PMID：15804471）

18) Natsuaki M, et al：Prediction of Thrombotic and Bleeding Events After Percutaneous Coronary Intervention：CREDO-Kyoto Thrombotic and Bleeding Risk Scores. J Am Heart Assoc, 7：doi:10.1161/JAHA.118.008708, 2018（PMID：29789335）

Profile

田﨑淳一（Junichi Tazaki）
京都大学大学院医学研究科 循環器内科学
冠動脈から下肢・大動脈まで，グローバルバスキュラーインターベンションを専門にしています.

専門医でなくてもこれだけは
知っておきたい抗凝固療法

阿部　充

① 今や直接阻害型経口抗凝固薬（direct oral anticoagulant：DOAC）が主流

② 腎不全・透析患者や機械弁置換術後にはワルファリンを用いる

③ DOACとワルファリンでは作用機序が異なり，出血時の対応も異なる

はじめに

　　血が固まること（血栓形成）は正常な止血機序ですが，一方さまざまな疾患や異常の原因となります．血栓形成を阻害する抗血栓薬は，その阻害対象から抗凝固薬と抗血小板薬に分けられます．

　　一般的に冠動脈疾患や脳梗塞等の動脈系疾患では抗血小板薬を用い，深部静脈血栓症や肺塞栓症などの静脈血栓症や，心房細動の脳卒中予防では抗凝固薬を用います．また抗凝固薬の方が，出血性合併症が多いとされています．本稿では，抗凝固薬の使用目的と使い分け，休薬時や出血時の対応法等を解説します．

1　抗凝固療薬の種類とその作用機序

　　抗凝固薬には，経口抗凝固薬と注射薬があります．

　　以前は経口抗凝固薬として，ワルファリン（商品名：ワーファリン）が唯一の薬剤でした．ワルファリンはビタミンKと競合阻害することにより，凝固因子のうちの第II因子（プロトロンビン），第VII因子，第IX因子，第X因子の合成を阻害します（図）．ワルファリンの効果は血液中の凝固因子の合成阻害によるため，内服してから発現までに数日かかり，また内服を中止してからも数日は効果が継続します．

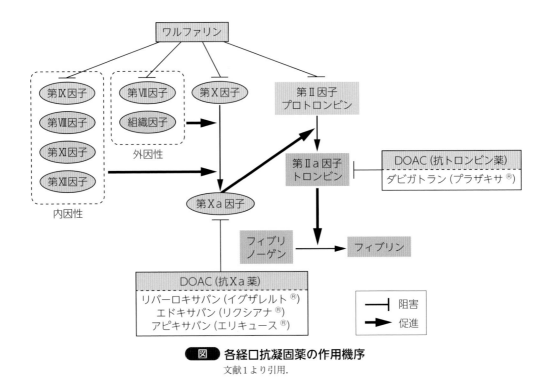

図 ● 各経口抗凝固薬の作用機序
文献1より引用.

　2011年3月から続々と新しい経口抗凝固薬が登場し，当初は新規経口抗凝固薬（novel oral anticoagulant：NOAC）と呼ばれました．同じNOACの呼称でも，非ビタミンK拮抗型経口抗凝固薬（non-vitamin K oral anticoagulant：NOAC）が用いられることもありました．最近では直接阻害型経口抗凝固薬（direct oral anticoagulant：DOAC）と呼ばれることが多く，日本循環器学会のガイドラインでもこの呼称が用いられています．

　DOACは活性型のトロンビンあるいは第Xa因子に選択的に作用します（図）．前者はダビガトラン（プラザキサ®），後者はリバーロキサバン（イグザレルト®），アピキサバン（エリキュース®），エドキサバン（リクシアナ®）です．DOACは凝固因子を直接阻害するため，効果発現はすみやかです．

　注射薬は未分画ヘパリン，低分子ヘパリン，アルガトロバン，ダナパロイドナトリウム，フォンダパリヌクスが主に使用されています．未分画ヘパリンよりも低分子ヘパリンの方が出血助長作用は弱いとされていますが，適応が限られています．アルガトロバンはトロンビンを阻害し，ヘパリン起因性血小板減少症の患者さんにはヘパリン類の代替薬としても使用されます．ダナパロイドナトリウム（オルガラン®）とフォンダパリヌクス（アリクストラ®）は，凝固第X因子を阻害します．

2　経口抗凝固療法薬の使い分けと注意点

1）ワルファリンが第一選択となる場合

　日本循環器学会2020年改訂版不整脈薬物治療ガイドライン[2]（以下，日循不整脈ガイドラインとする）では，心房細動は弁膜症性心房細動と非弁膜症性心房細動に分けられます．弁膜症性とは，リウマチ性僧帽弁狭窄症と機械弁置換術後をさします．弁膜症性心房細動の場合は全例ワルファリンによる抗凝固療法の適応となりますが，DOACの有効性と安全性は示されていません．またDOACが使用しにくい重度腎機能障害例や維持透析患者でも，ワルファリンが第一選択となります．

　ワルファリンの薬効のモニタリングにはプロトロンビン時間（prothrombin time：PT）の国際標準比（PT-international normalized ration：PT-INR）を用います．日循不整脈ガイドラインでは，年齢にかかわらず弁膜症性心房細動では2.0〜3.0，非弁膜症性心房細動では1.6〜2.6を目標PT-INRとしています．

2）DOACの適応とメリット・デメリット

　DOACの適応は現在のところ，非弁膜症性心房細動患者における虚血性脳卒中および全身性塞栓症の発症抑制となっています．生体弁は非弁膜症性に含まれます．ワルファリンと異なり脳での血液凝固に重要な第Ⅶ因子を阻害しないため脳出血のリスクが少ないと推測され，実際に頭蓋内出血に着目した場合，メタ解析によると，ワルファリン群は1.45％，DOAC群は0.70％であり，頭蓋内出血が少ないことは，ワルファリンに対するDOACの最大のメリットといえます[3]．DOACのワルファリンに対するほかのメリットとしては，用量調整のための定期的な採血が不要，食事の影響がほとんどない，ほかの薬剤との相互作用が少ない，半減期が短いため効果発現が早い等があげられます．一方デメリットとしては，高度腎機能低下例や維持透析例では投与できない，半減期が短く服用忘れによる効果低下が早い，出血時の対策が十分には確立していない，薬価が高い等があげられます．

3）DOAC投与の注意点

　DOACはワルファリンと比べて薬物相互作用を起こしにくいといわれますが，薬物相互作用により血中濃度が変化する併用薬は多く，注意が必要です．循環器系薬剤では，例えばベラパミル（ワソラン®）やキニジンは，P糖タンパク質との競合によりDOACの血中濃度を上昇させます．アミオダロンの併用も注意が必要です．またDOACは腎排泄の割合がワルファリンよりも多く，クレアチニンクリアランス（CCr）の値に従って，減量基準や禁忌が規定されています（表1）．ダビガトランはCCr：30 mL/分未満で禁忌，リバーロキサバン，アピキサバン，エドキサバンはCCr：15 mL/分未満で禁忌，とされています．

表1 経口抗凝固薬の比較

一般名	商品名	作用機序	半減期	減量基準	禁忌
ワルファリン	ワーファリン	Ⅱ, Ⅶ, Ⅸ, Ⅹ合成阻害	約40時間	なし（PT-INRによるモニター）	なし
ダビガトラン	プラザキサ®	トロンビン阻害	12〜14時間	なし	CCr 30 mL/分未満は禁忌
リバーロキサバン	イグザレルト®	Ⅹa阻害	5〜13時間	CCr 15〜49 mL/分を満たす場合	CCr 15 mL/分未満は禁忌
アピキサバン	エリキュース®		8〜15時間	下記の2つ以上を満たす場合 ① 80歳以上 ② 体重60 kg未満 ③ Cr 1.5 mg/dL以上	
エドキサバン	リクシアナ®		10〜14時間	下記の1つ以上を満たす場合 ① 体重60 kg未満 ② CCr 30〜50 mL/分 ③ P糖タンパク阻害剤併用	

文献1を参考に作成.

 ここがピットフォール

　　ワルファリンは多くの薬剤や食事で，作用が増強したり減弱したりします．相互作用のある薬剤は非常に多岐にわたりますが，抗生物質や非ステロイド性鎮痛薬（NSAIDs）の一部もワルファリンの作用を著明に増強させることがあります．また，納豆やクロレラなどのビタミンKの多い食品をとるとワルファリンの効果は減弱し，一方術後等で食事量が落ちた際にはワルファリンの作用は増強します．

3 心房細動と心不全加療時の抗凝固療法の適応

　　非弁膜症性心房細動では，心原性脳塞栓症のリスクをCHADS2スコア（表2），またはCHA2DS2-VAScスコアで評価します．欧米ではCHA2DS2-VAScスコア，またはこのなかで女性の要素を除いたCHA2DS2-VAスコアが一般的に用いられますが，日循不整脈ガイドラインではCHADS2スコアが採用されています．この理由は簡便であることと，日本人における検討ではCHADS2スコアより総合的に優れたリスクスコアが創出されていないためです．CHADS2スコアは最大6点で，0点を低リスク，1点を中リスク，2点以上を高リスクとし，1点以上であればDOACは推奨，ワルファリンは考慮可としています．

　　また心不全加療時には，利尿薬による血液濃縮等で心房細動の有無にかかわらず虚血性脳卒中のリスクが高くなるため，抗凝固薬を併用することが多いです．京都医療センターの濱谷らは，急性心不全の診断で入院した約4年間の連続558症例を，後ろ向きに検討しました．平均年齢は76歳，入院期間の中央値は18日でした．入院中に15名，全体の2.7％が虚血性脳卒中を発症し，発症中央値は入院後10日でした．心房細動の有無による発症頻度は同等であり，発症例のフォロー期間中の死亡率は非発症例と比較して高値でした（ハ

表2 CHADS₂スコア

頭文字	危険因子		点数
C	Congestive heart failure	心不全	1
H	Hypertension	高血圧（治療中も含む）	1
A	Age	年齢（75歳以上）	1
D	Diabetes mellitus	糖尿病	1
S₂	Stroke/TIA	脳卒中/TIAの既往	2

最大スコア：6
〔Gage BF, et al. 2001より作表〕
日本循環器学会/日本不整脈心電学会合同ガイドライン：2020年改訂版 不整脈薬物治療ガイドラインhttps://www.j-circ.or.jp/cms/wp-content/uploads/2020/01/JCS2020_Ono.pdf（2020年12月閲覧）より転載.

表3 HAS-BLEDスコア

頭文字	危険因子		点数
H	Hypertension	高血圧（収縮期血圧＞160 mmHg）	1
A	Abnormal renal and liver function（1 point each）	腎機能障害・肝機能障害（各1点）*1	1 or 2
S	Stroke	脳卒中	1
B	Bleeding	出血*2	1
L	Labile INRs	不安定な国際標準比（INR）*3	1
E	Elderly（＞65 y）	高齢者（＞65歳）	1
D	Drugs or alcohol（1 point each）	薬剤，アルコール（各1点）*4	1 or 2

*1：腎機能障害：慢性透析，腎移植，血清クレアチニン200 μmol/L［2.26 mg/dL］以上，肝機能障害：慢性肝障害（肝硬変など）または検査値異常（ビリルビン値＞正常上限×2倍．AST/ALT/ALP＞正常上限×3倍）
*2：出血歴，出血傾向（出血素因，貧血など）
*3：不安定なINR，高値またはINR至適範囲内時間（TTR）＜60％
*4：抗血小板薬，消炎鎮痛薬の併用，アルコール依存症
最大9点：3点以上で出血高リスク
文献5より引用.

ザード比3.1）．発症と関連する因子は脳卒中既往と血中BUN上昇であり，入院後の利尿薬使用による血液濃縮の関連が示唆されました[4]．

 ここがポイント

心房細動患者における出血リスク評価としてはHAS-BLEDスコア（表3）が用いられることがあり，最大9点で3点以上を出血高リスクとしています．

4 ヘパリンブリッジについて

抗凝固薬休薬の際に，一時的にヘパリンによる代替療法を行う，いわゆるヘパリンブリッジ（ヘパリン置換）が行われることがあります．ちなみに抗血小板薬休薬に対してヘパリンブリッジの有効性を示すエビデンスはありません．抗凝固薬がワルファリンのみだった

時代には，手術などでワルファリンを休薬する場合に，ワルファリンは内服を中止してからもしばらくは効果が継続するために比較的長い期間ワルファリンを休薬する必要性がありました．その間は比較的すぐに抗凝固活性が消退するヘパリンを手術直前まで投与し，また比較的すぐに抗凝固作用を示すヘパリンを手術後ワルファリンの効果が表れるまで併用して，抗凝固療法の橋渡しとしていました．しかしながら2015年に，心房細動患者においてワルファリンを投与中の患者にヘパリンブリッジを行うべきかどうか，その有用性を検討したランダム化比較試験の結果が報告されました[6]．それによると，ヘパリンブリッジの有用性は明らかでなく，逆に出血のリスクを増大させる可能性があることが示唆されました．これらを踏まえて，日循不整脈ガイドラインでは，心房細動でワルファリン服用中の患者の術前ヘパリンブリッジは推奨されていません．しかし機械弁置換術後などで確実な抗凝固療法が必要な患者ではヘパリンブリッジは考慮すべきであり，またDOAC服用患者では半減期が短く効果発現や消失が早いために，一般的にヘパリンブリッジは不要であるとされています．

5 静脈血栓塞栓症予防のおける抗凝固療法

　静脈血栓塞栓症（venous thromboembolism：VTE）は，深部静脈血栓症（deep venous thrombosis：DVT）と肺動脈塞栓症（pulmonary embolism：PE）を合わせた総称です．VTEはしばしば重篤な転帰をとるため，その発症予防が非常に重要となります．周術期に予防が必要なことはよく知られていますが，非周術期であっても重症患者やICU患者はVTEのハイリスクとなります．致死的となったVTEは，予防法が行われていたかどうかや，きちんと患者さんや家族にその危険性が説明されていたかどうかで，不十分な場合には医療訴訟の対象となることもあります．

　VTEのリスク評価として定まったものはありませんが，例えば「日本循環器学会2017年改訂版肺血栓塞栓症および深部静脈血栓症の診断，治療，予防に関するガイドライン」[7]では，脳卒中で麻痺を有する場合，心筋梗塞，癌（悪性腫瘍）患者，呼吸不全や重症感染症患者，うっ血性心不全患者，カテーテル検査・治療後，潰瘍性大腸炎やCrohn病などの炎症性腸疾患，内科集中治療症例等を中リスクないし高リスクの例としてあげています．また手術や疾患のVTEリスクを評価するうえで，表4にあげた危険因子を付加的な危険因子としています．また2012年の米国胸部医学会（ACCP）のガイドラインでは，表5のリスク評価法が記載されています．ただしこれらのリスク評価が日本人にも当てはまるかどうかは明らかでありません．

　上記の日本循環器学会のガイドラインでは，予防法としては高リスク患者以上では間欠的空気圧迫法か抗凝固療法，またはその併用が推奨されています．

表4 ▶ VTE の付加的な危険因子の強度

危険因子の強度	危険因子
弱い	・肥満 ・エストロゲン治療 ・下肢静脈瘤
中等度	・高齢 ・長期臥床 ・うっ血性心不全 ・呼吸不全 ・悪性疾患 ・中心静脈カテーテル留置 ・癌化学療法 ・重症感染症
強い	・VTE の既往 ・血栓性素因 ・下肢麻痺 ・ギプスによる下肢固定

血栓性素因：アンチトロンビン欠乏症，プロテインC欠乏症，プロテインS欠乏症，抗リン脂質抗体症候群など
日本循環器学会2016-2017年度活動：肺血栓塞栓症および深部静脈血栓症の診断，治療，予防に関するガイドライン（2017年改訂版）
https://www.j-circ.or.jp/cms/wp-content/uploads/2017/09/JCS2017_ito_h.pdf（2020年12月閲覧）より転載.

表5 ▶ VTE 発症のリスク評価

1点	70歳以上，心不全，呼吸不全，急性心筋梗塞，急性期脳卒中，急性感染症，肥満，（BMI > 30），ホルモン療法
2点	1カ月以内に手術歴ありもしくは外傷受傷歴あり
3点	癌に罹患（遠隔・臓器内転移あり，6カ月以内に化学療法もしくは放射線療法を受けている），血栓塞栓症の既往，3日以上の床上安静が予想される，先天性凝固異常症

0〜3点：低リスク　4点以上：高リスク
文献8より作成.

6 出血時の対応法

　日循不整脈ガイドライン[2] では，抗凝固薬内服中の軽度の出血時には安易に休薬することなく，適切な抗凝固療法の継続を考慮するように推奨しています．中等度以上の出血では一般的な対応として，抗凝固薬の中止，圧迫や特異的な止血処置，適切な点滴による循環動態の安定化，および脳内出血やくも膜下出血時には十分な降圧を行うこと，があげられています．

　ワルファリン内服中の重篤な出血や緊急手術時には，プロトロンビン複合体製剤（ケイセントラ®）やビタミンKの投与，新鮮凍結血漿の投与を考慮します．以前は凝固因子補充の観点から新鮮凍結血漿投与がよく行われていましたが，プロトロンビン複合体製剤とビタミンKの併用投与でも止血効果が非劣性で止血までの時間が短いことが示され，また

血液製剤一般に対する安全性懸念からも，現在はプロトロンビン複合体製剤とビタミンK
の併用投与が推奨されています．

　DOACはワルファリンと比較して出血性合併症発現率は同等かそれ以下と報告されてい
ます．出血時には上記の一般的な対応に加えて，ダビガトラン療法中は，特異的な中和抗体
であるイダルシズマブ（プリズバインド®）投与を検討します．投与量は5g（2.5gを2バ
イアル）で，投与後1分以内にダビガトランの抗凝固作用は完全に中和され，約24時間効
果が持続します．いっぽうXa阻害薬の効果を是正する必要がある場合には，中和薬である
andexanet alfaの投与が考慮されますが，米国では2018年5月に承認済であるものの日本
では2021年1月現在未承認です．

■ おわりに

　抗凝固療法のポイントを解説しました．難しい内容もあるかと思いますが，抗凝固療法
に関する医療事故や医療訴訟は少なくありません．患者さんを事故から守り，また自分自
身を訴訟から守るためには，大事な点ばかりです．皆さん頑張って勉強してください．

■ 文　献

1）「心房細動の診かた、全力でわかりやすく教えます。」（赤尾昌治／編），羊土社，2017
2）日本循環器学会，他：不整脈薬物治療ガイドライン．2020
　　https://www.j-circ.or.jp/cms/wp-content/uploads/2020/01/JCS2020_Ono.pdf
3）Ruff CT, et al：Comparison of the efficacy and safety of new oral anticoagulants with warfarin in patients with atrial fibrillation：a meta-analysis of randomised trials. Lancet, 383：955-962, 2014（PMID：24315724）
4）Hamatani Y, et al：Incidence and predictors of ischemic stroke during hospitalization for congestive heart failure. Heart Vessels, 31：1154-1161, 2016（PMID：26219729）
5）Pisters R, et al：A novel user-friendly score（HAS-BLED）to assess 1-year risk of major bleeding in patients with atrial fibrillation：the Euro Heart Survey. Chest, 138：1093-1100, 2010（PMID：20299623）
6）Douketis JD, et al：Perioperative Bridging Anticoagulation in Patients with Atrial Fibrillation. N Engl J Med, 373：823-833, 2015（PMID：26095867）
7）日本循環器学会，他：肺血栓塞栓症および深部静脈血栓症の診断，治療，予防に関するガイドライン（2017年改訂版）．2018
　　https://www.j-circ.or.jp/cms/wp-content/uploads/2017/09/JCS2017_ito_h.pdf
8）Kahn SR, et al：Prevention of VTE in nonsurgical patientsAntithrombotic Therapy and Prevention of Thrombosis, 9th ed：American College of Chest Physicians Evidence-Based Clinical Practice Guidelines. Chest, 141：e195S-e226S, 2012（PMID：22315261）
9）Gage BF, et al：Validation of clinical classification schemes for predicting stroke：results from the National Registry of Atrial Fibrillation. JAMA, 285：2864-2870, 2001（PMID：11401607）

Profile

阿部　充（Mitsuru Abe）
国立病院機構京都医療センター 循環器内科
専門：心血管カテーテル治療
循環器内科医で，病院の医療安全管理副部長でもあります．抗凝固療法への理解
不足で生じるインシデント・アクシデントを少しでも減らしたいと思っています．

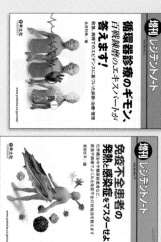

利尿薬：循環器専門医はこう使い分けている

多田朋弥

①尿量が少ないから利尿薬を投与する，はやめよう

②利尿薬を用いて「うっ血」を解除し，心不全の悪性サイクルを断ち切ろう

③ナトリウムと自由水を意識し，利尿薬を使い分けよう

はじめに～尿量が少ないから利尿薬を投与する，はやめよう

　利尿薬とは尿量を増加させる作用をもつ薬物の総称です．尿は水分や電解質を体外へ排出する最も効果的な手段ですが，尿をつくる腎臓は体内の状況に応じて尿の量や濃度を調節し，全身の体液を一定に保つように制御しています．利尿薬は，この調節機構が適切に働かない病態において，おもに腎臓に作用して水分やナトリウムなどを体外に排出するために用いられます．心不全では全身に水分やナトリウムが過剰に蓄積した状態である「うっ血」を解除するために利尿薬を使用します．

　利尿薬の開始や増量，減量を検討する際には，Nohria-Stevenson 分類（図1）[1] などを参考に身体所見を用いた評価，超音波検査よる下大静脈径計測，呼吸性変動を用いた評価や，必要であれば中心静脈圧やSwan-Ganz カテーテルによる圧データを用いるなど可能な限り複数のパラメーターで「うっ血」を評価します．また評価を経時的にくり返し行うことで治療の効果判定を行うことも重要です．利尿薬は尿量の低下そのものに対して使用しません．脱水や低心拍出量が原因で腎前性に生じる乏尿に対して利尿薬を用いることは効果がないばかりか有害であり，重症心不全において時に致死的な転帰を招くことがあるため避けなければなりません．これは当たり前のことのようではありますが，実際の臨床現場では「うっ血」の評価がなされずに利尿薬が使用され，医原性に悪い状況をつくり出しているケースが散見されます．手間を惜しまず基本に忠実に，評価と介入をくり返し行うことが重要と筆者は考えます．

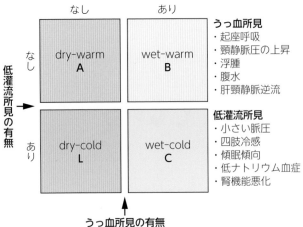

図1 Nohria-Stevenson分類

ProfileA：うっ血や低灌流所見なし（dry-warm）
ProfileB：うっ血所見はあるが低灌流所見なし（wet-warm）
ProfileC：うっ血および低灌流所見を認める（wet-cold）
ProfileL：低灌流所見を認めるがうっ血所見はない（dry-cold）
文献1より引用.

1 心不全における利尿薬の役割
～うっ血による悪性サイクルを断ち切る

　急性心不全では心ポンプ機能低下に伴い心拍出量が低下し血圧も低下し，血圧の低下に伴い交感神経系，レニン・アンジオテンシン系が賦活化することで，動脈収縮，静脈収縮が生じて血圧を維持しようとします．静脈系には体内の血液の約90％がプールされているため，その収縮によって大量の血液が静脈系から中枢側へ流れ込みます（central shift）．結果，左心系や右心系が耐えきれず全身の水分が過剰となる「うっ血」の状態となります．

　レニン・アンジオテンシン系は海洋生物より進化したわれわれ陸上動物が，新たな環境で生存するべくナトリウム保持と血圧維持のため発達させてきた調節機構です．腎血流が低下するとレニン・アンジオテンシン系が賦活化されますが，腎臓でのナトリウム排泄が低下しさらに体液過剰をきたすことになります．心ポンプ機能が低下した悪い心臓にとっては仕事量が増え（前負荷が増し），心負荷が増大することによりさらなる心ポンプ機能低下をきたす悪性のサイクルに入ってしまいます（図2）．さらには「腎うっ血」により腎機能低下が生じるとさらに尿量が低下し，全身のうっ血が進行し心不全の悪性サイクルを加速させます．

　心不全の加療では心ポンプ機能異常の原因を特定し根本治療を施すことはもちろん重要ですが，この「うっ血」による悪い流れを早い時期に断ち切ることが大切です．利尿薬の使用は強制的に尿量を増加させ，水分とナトリウムの排泄を促し「うっ血」を解除することで，**急性心不全においては悪性サイクルを断ち切ること，慢性心不全においては悪性サイクルに入らせないこと**を目的とします．

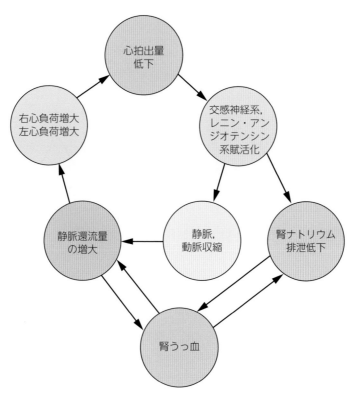

図2 急性非代償性うっ血性心不全の悪性サイクル

2 急性期における利尿薬の使い方
～ナトリウムと自由水を意識し，利尿薬を使い分けよう

1）ループ利尿薬

❶ 急性期心不全での使い方

　急性期心不全治療における利尿薬として最も基本かつ重要な薬剤といえるのがループ利尿薬です．特にフロセミドはキレがよく強力かつ安価です．水分とナトリウムの排泄を増加させ，ある程度の血管拡張作用も期待されるため「うっ血」を伴う心不全に対しては第一選択として考慮すべきと考えます．

　わが国における多施設コホート研究からは救急搬送より60分未満にフロセミドが投与された早期治療群の院内死亡率は低いと報告され[2]，できるかぎり早期にうっ血を解除することの重要性が示唆されています．2015年には欧州心臓病学会から「心不全における早期治療およびpre-hospital careに関する推奨」[3] が出され新規発症の急性心不全患者に対しては30〜60分以内に利尿薬の投与が推奨されています．2016年版欧州心臓病学会ガイドライン[4] では利尿薬の第一選択として即効性のある静注フロセミドを20〜40 mg，もともと経口ループ利尿薬を服用している患者に対しては少なくとも同量以上の静注フロセミドがクラスIBで推奨されています．

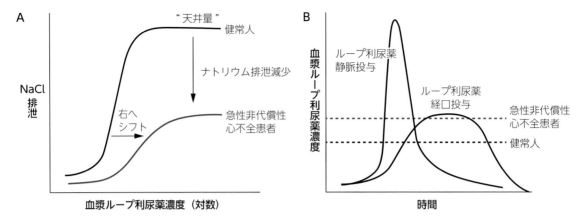

図3 ループ利尿薬投与によるナトリウム排泄効果

B）点線は「ナトリウム利尿が発現する閾値（ループ利尿薬濃度）」を意味する.
文献5より引用.

　筆者は比較的体重の軽い日本人に対しては腎機能良好であれば10〜20 mgの静注で初回投与量として投与しておりますが，腎機能低下例では経験的に血中クレアチニン値（mg/dL）× 20 mg（例：クレアチニン値1.5 mg/dLの患者では30 mgのフロセミド）で反応を見ます．ポイントは**十分量をしっかりと使う**ことです．尿細管腔でのループ利尿薬濃度がある一定の閾値を超えるまでナトリウム利尿は生じず，いったん閾値を超えたところから天井量（ceiling dose）に達するまではループ利尿薬投与量とナトリウム利尿は直線的な関係性を示すとされています（図3）[5]．また心不全急性期では正常時と比較してループ利尿薬に対する反応性が低下することが知られています．腎機能正常例であれば15分以内，腎機能低下例でも1時間程度で反応することが多く，尿量増加を認めない場合には同量投与するのではなく2倍量程度使用し（フロセミド20 mg静注で反応がなければ40 mg静注してみる）閾値を超えていくことが必要となります．腎不全症例に対して300 mg/日の投与で効果がないときはそれ以上増量しても効果がないというデータがありますが，高用量の使用では非可逆的な聴覚障害も心配されるため，筆者は多くても200 mg/日程度までとして反応に乏しい場合には次のステップに移ることにしています．

　DOSE試験では静注フロセミドのボーラス投与と持続投与が比較されていますが，72時間までの尿量に両群で差は認めませんでした[6]．筆者は患者を拘束することの少ないボーラス投与を基本としていますが，過度の前負荷軽減が血行動態を悪化させる懸念がある右心機能不全が疑われるケースや，左室駆出率30 ％を下回る低左心機能のケースでは，いつでも中止可能な持続投与を選択することを好んでいます．

　ループ利尿薬の効果は低アルブミン血症やアシドーシスを合併している症例では反応不良となることが知られており，適宜補正を行うことも重要です．またループ利尿薬はナトリウムとともにカリウムの尿中排泄も促進するため，血中電解質バランスのモニタリングを行いカリウム保持性利尿薬であるスピロノラクトン等との併用や適宜カリウムの補充を同時に行っていくことが必要となります．

❷ 慢性期心不全での使い方

　心不全急性期を乗り切ることができれば，慢性期を意識した経口薬物療法が中心となってきます．この時期でのポイントは**必要十分なループ利尿薬を継続しつつも，過度の投与は避けること**です．心不全の状態改善に伴いループ利尿薬の用量・ナトリウム利尿反応曲線（図3A）は左側にシフトすると考えられますので急性期よりも減量が必要となるケースも経験されます．短時間作用型ループ利尿薬であるフロセミドは急激な体液量減少に伴う交感神経系活性やレニン・アンジオテンシン系活性を賦活化させることが知られていますが，レニン・アンジオテンシン系の活性により血管抵抗が上昇し心拍出量を低下させることは心不全再増悪の要因となるため，ループ利尿薬の単独使用は避け，血圧に注意しながらACE阻害薬やARBなどのレニン・アンジオテンシン系抑制薬を併用することが望ましいです．また比較的レニン・アンジオテンシン系や交感神経系への影響が穏やかであると考えられている長時間作用型のループ利尿薬アゾセミドやトラセミドへの切り替えが有効になる可能性があります．本邦で行われたJ-MELODIC試験では，慢性心不全患者においてフロセミドからアゾセミドへの切り替えが心血管死亡＋心不全による入院の複合エンドポイントを低減しています[7]．一般的にはフロセミド20 mgはトラセミド4 mg，アゾセミド30 mgに相当するといわれています．

2）バソプレシン受容体拮抗薬（トルバプタン）

　近年，本邦で心不全に対して使用が増えている利尿薬にバソプレシン受容体拮抗薬であるトルバプタンがあります．トルバプタンはバソプレシン受容体V_2受容体拮抗作用により，腎集合管におけるバソプレシンによる水の再吸収を抑制します．**水を選択的に排泄し，電解質の尿中喪失が少ない点**が特徴です．希釈性低ナトリウム血症を合併している体液貯留を呈した心不全に対してループ利尿薬を単独で使用すると低ナトリウム血症を悪化させてしまうため，トルバプタンを併用することが有効であると考えられます．また腎血流低下が少ないことから交感神経系やレニン・アンジオテンシン系の賦活化が少なく血圧や心拍数に与える影響が少ないとされています．本邦で行われた臨床試験では腎機能低下を伴った急性心不全患者においてトルバプタンの併用はループ利尿薬単独使用と比較し利尿効果に優れ，腎機能悪化リスクが軽減できる可能性が報告されています[8]．ただし，急性心不全患者に対してトルバプタンとフロセミドを中心としたループ利尿薬による治療を比較した，最も大規模なランダム化試験であるEVEREST試験では短期での症状改善効果が観察されたものの，2年程度の中期的な予後（死亡，心血管死，心不全入院）の改善は認めませんでした（図4）[9]．この結果から欧米においては，トルバプタンはあくまで低ナトリウム血症改善薬であり，心不全に対する適応をもちません．基本的にはループ利尿薬を中心に治療を計画し，前述の希釈性低ナトリウム血症を合併している例では使用を考慮するのが妥当と思われます．

　また，胸水や腹水など血管外における体液貯留が中心である症例では，経験上，血管外からの除水効果が高いと感じられるトルバプタンの使用を考えます．急激な利尿とそれに

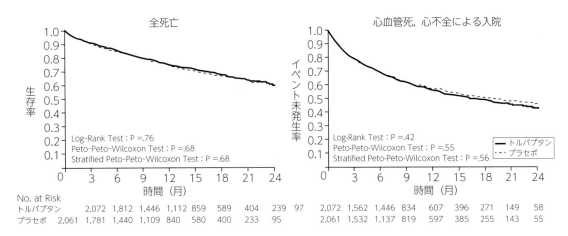

図4 急性心不全患者に対するトルバプタンの中期的臨床成績
文献9より引用.

伴う高ナトリウム血症には注意が必要であり意識障害や橋中心髄鞘崩壊症発症の危険性があるため，トルバプタンは入院下で開始することが義務づけられています．初回投与量は3.75 mg/日でループ利尿薬と併用して開始し，開始前後で尿浸透圧を評価します．トルバプタンに対する反応良好の条件として①投与前の尿浸透圧352 mOsm/kg以上，②トルバプタン使用4～6時間後の尿浸透圧低下が26％以上であることが報告されており[10]，基本的にはこの尿浸透圧と尿量に従って開始，継続，用量調整の是非について判断しています．

3 その他の利尿薬～サイアザイド系利尿薬，カリウム保持性利尿薬，カルペリチドなど

　筆者のプラクティスとしてサイアザイド系利尿薬，カリウム保持性利尿薬はそれぞれ降圧薬，抗アルドステロン作用をもつ心保護薬として使用するケースがほとんどであり，単独で利尿効果を狙って使用することはありません．ループ利尿薬に対する治療抵抗性を示す症例においてサイアザイド系利尿薬を併用すると尿量が増加することもありますが，過度に血圧低下がみられる例も少なくないため注意を要します．またカルペリチドはナトリウム利尿と血管拡張作用を併せもつ薬剤であり，血圧が保たれた急性心不全患者に対し使用することがあります．しかしその利尿作用はさほど強力ではないためループ利尿薬と併用しながら主として血管拡張作用を狙って使用します．

　十分な用量のループ利尿薬やトルバプタンを使用しても反応に乏しい症例においては，心不全の病態を再考する必要があります．極度に心拍出量が低下した低心拍出量症候群では腎臓への循環が保たれず，腎臓で作用する利尿薬が効果を示すべくもありません．またアシドーシスや低アルブミン血症の是正が状況を好転させることも経験します．薬物的な介入で効果が不十分な場合には，限外濾過や持続的血液濾過透析を用いた機械的除水を躊

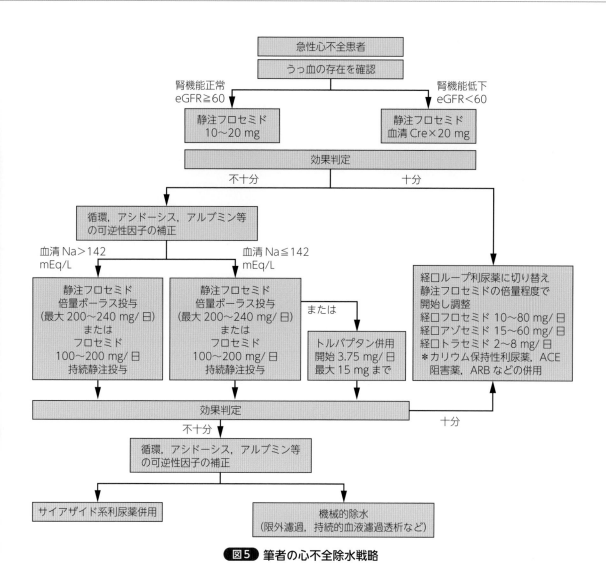

図5 筆者の心不全除水戦略

踏せず積極的に使用しうっ血を解除することも重要です．前述のように重症心不全においては早期にうっ血をとることが予後に直結しますので，薬物療法のみにこだわり機械的除水の導入のタイミングを遅らせないことが大切です．機械的除水は確実に除水することが可能な手段であり，かつ心不全が改善し腎うっ血も改善することにより自己の尿量が格段に増加するケースも多々経験されます．

　最後に**図5**に筆者の心不全除水戦略のフローチャートを記し本稿のまとめとしたいと思います．

■ 文 献

1） Nohria A, et al：Clinical assessment identifies hemodynamic profiles that predict outcomes in patients admitted with heart failure. J Am Coll Cardiol, 41：1797-1804, 2003

2） Matsue Y, et al：Time-to-Furosemide treatment and mortality in patients hospitalized with acute heart failure. J Am Coll Cardiol , 69：3042-3051, 2017（PMID：28641794）

3） Mebazaa A, et al：Recommendations on pre-hospital and early hospital management of acute heart failure: a consensus paper from the Heart Failure Association of the European Society of Cardiology, the European Society of Emergency Medicine and the Society of Academic Emergency Medicine--short version. Eur Heart J, 36：1958-1966, 2015（PMID：25998514）

4） Ponikowski P, et al：2016 ESC Guidelines for the diagnosis and treatment of acute and chronic heart failure: The Task Force for the diagnosis and treatment of acute and chronic heart failure of the European Society of Cardiology（ESC）Developed with the special contribution of the Heart Failure Association（HFA）of the ESC. Eur Heart J, 37：2129-2200, 2016（PMID：27206819）

5） Ellison DH & Felker GM：Diuretic Treatment in Heart Failure. N Engl J Med, 377：1964-1975, 2017（PMID：29141174）

6） Felker GM, et al：Diuretic strategies in patients with acute decompensated heart failure. N Engl J Med, 364：797-805, 2011（PMID：21366472）

7） Masuyama T, et al：Superiority of long-acting to short-acting loop diuretics in the treatment of congestive heart failure. Circ J, 76：833-842, 2012（PMID：22451450）

8） Inomata T, et al：Effects of Additive Tolvaptan vs. Increased Furosemide on Heart Failure With Diuretic Resistance and Renal Impairment - Results From the K-STAR Study. Circ J, 82：159-167, 2017（PMID：28835586）

9） Konstam MA, et al：Effects of oral tolvaptan in patients hospitalized for worsening heart failure: the EVEREST Outcome Trial. JAMA, 297：1319-1331, 2007（PMID：17384437）

10） Imamura T, et al：Novel criteria of urine osmolality effectively predict response to tolvaptan in decompensated heart failure patients--association between non-responders and chronic kidney disease. Circ J, 77：397-404, 2013（PMID：23131721）

Profile

多田朋弥（Tomohisa Tada）
静岡県立総合病院 循環器内科

VFストームが来る！
：抗不整脈薬とVA-ECMO

遠藤智之

① 心拍再開もしくはVA-ECMOによる循環再開まで，質の高いCPRによって「脳を生かし続ける」ことが最も重要である

② VFストームの原因の多くは虚血性心疾患だが，Brugada症候群，QT延長症候群，特発性心室細動，各種心筋症，心筋炎，薬物中毒などが鑑別となる

③ アドレナリンや抗不整脈薬の投与は生存入院数を増やすが，神経学的転帰の改善効果は示されていない

④ VFストームに対するVA-ECMOの導入を決定したら，VFに対する除細動は保留とし，迅速で安全なカニュレーションに注力する

はじめに

　　難治性（持続性 or 再発性）の心室細動（ventricular fibrillation storm：VFストーム）を救命するためには，質の高いcardiopulmonary resuscitation（CPR：心肺蘇生）によって「脳を生かし続け」ながら，除細動＋薬剤で自己心拍再開（return of spontaneous circulation：ROSC）を得るか，補助循環（veno-arterial extracorporeal membrane oxygenation：VA-ECMO）によるCPR（extracorporeal CPR：E-CPR）によって循環再開を得る必要があります．VA-ECMOを導入すれば，循環再開後に原因疾患の同定と治療が可能になり，体温管理療法を容易にし，心機能回復までのブリッジとなります．通常のCPRで良好な神経学的アウトカムを期待できるタイムリミットについて明確なデータはありませんが，一般的に心停止から60分が上限と考えられています．当然短ければ短いほど神経学的アウトカムはよくなります．

　　院外心停止の多くは，卒倒から病院到着までに20～30分経過していることが多く，

VA-ECMO導入に20分程度必要であるなら，病院到着とほぼ同時にVA-ECMOの導入を決定しなければ心停止から60分以内の循環再開を達成できません．病院前情報から早期VA-ECMO導入を念頭に必要な人員を招集しプランニングしておくことが重要です．

1 VFストーム（難治性心室細動）の原因と病態生理

　　院外発症難治性VFに対するE-CPRの効果を調べた本邦の多施設共同観察研究（SAVE-J）によると，難治性VFの約6割が急性冠症候群であり，残りは不整脈，心筋炎，心筋症，原因不明となっています[1]．心筋症には肥大型心筋症，拡張型心筋症，不整脈源性右室異形成，サルコイドーシスなどがあります．不整脈のなかには，Brugada症候群，QT延長症候群，特発性心室細動などがあります．その他，外因によるものとして偶発性低体温症，中毒（三環系抗うつ薬，アコニチンなど）も鑑別となります．

　　特に急性心筋梗塞症の場合は，冠動脈閉塞を再灌流しない限り電気的不安定性から脱却できない可能性が高くなります．また，冠動脈閉塞がなくとも，VFにより心筋酸素消費は増大しており，冠動脈灌流が不十分であれば，広範な心筋虚血が進行し，心筋のATPが枯渇し，除細動閾値が上昇することが考えられます．

●VFストームの治療の流れ（図1）

　　以下，治療のフローチャート（図1）とあわせて見てください．

・脳蘇生を達成するために，質の高いCPRを継続します．機械圧迫装置が利用できる場合は積極的に使用します．
・初回除細動に抵抗性の場合，通常の二次救命処置アルゴリズムに従い，アドレナリン1 mgを3〜5分ごとに投与します．
・呼気終末CO_2，動脈圧ライン，脳局所酸素飽和度などでCPRの質をモニタリングすることが望まれます．CPRの質が維持されていれば，アドレナリン追加投与は不要かもしれません．
・VA-ECMOの導入準備を進めながら，抗不整脈薬の効果を判断します．
・抗不整脈薬は使い慣れた薬剤を1つ選択するのがよいでしょう．複数の薬剤投与については，循環器専門医の判断を仰ぎましょう．
・アミオダロンとリドカインは初回投与に対する反応のみでVA-ECMOの適否を判断してもよいでしょう（ECMO開始までの時間短縮につながる）．
・ニフェカラントは国際コンセンサスではエビデンス不足とされていますが，本邦ではよく利用されています[2,3]．
・再発性で，かつ洞調律時の心電図でQT延長を認める場合は硫酸マグネシウム1〜2gを投与します．
・再発性で，QT延長がない場合は，持続性VFと同等の抗不整脈薬投与を行います．

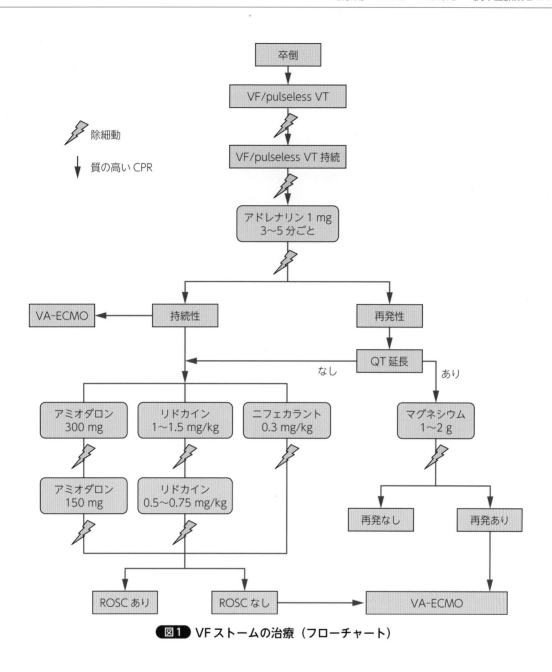

図1 VFストームの治療（フローチャート）

・抗不整脈薬投与の効果が得られない場合は，VA-ECMO導入を決定します．

・病院搬入時にVFであれば，20〜30分の蘇生行為に反応していませんので，アドレナリンや抗不整脈薬を投与せずに，病院搬入と同時にストレートにVA-ECMOを導入するという戦略もあります．

2 薬剤の適応・投与方法

　　アミオダロン，ニフェカラント，リドカインの添付文書上の適応を示します．心停止の状況では，いずれの薬剤も急速静注します．

　　なお，アミオダロンは，生理食塩水と混合すると沈殿するので，溶解には5％ブドウ糖を用います．また，リドカインは，過去に10％リドカイン製剤による過量投与の医療事故が多発し，プレフィルドシリンジになりました．

1) アミオダロン (アミオダロン塩酸塩静注150 mg, アンカロン®注150)

- ・生命に危険のある下記の不整脈で難治性かつ緊急を要する場合
  心室細動，血行動態不安定な心室頻拍
- ・電気的除細動抵抗性の心室細動あるいは無脈性心室頻拍による心停止

2) ニフェカラント (シンビット®静注用50 mg)

- ・生命に危険のある下記の不整脈で他の抗不整脈薬が無効か，または使用できない場合
  心室頻拍，心室細動

3) リドカイン (リドカイン静注用2％シリンジ, 静注用キシロカイン®2％)

- ・期外収縮（心室性），発作性頻拍（心室性），急性心筋梗塞時および手術に伴う心室性不整脈の予防
- ・期外収縮（上室性），発作性頻拍（上室性）

3 心停止に対するVA-ECMO (E-CPR) の適応例

　　E-CPR適応について，筆者の施設の例を示します（表1）．卒倒の目撃を必須としたり，no flow timeを短くしたりすることで，より厳格な適応基準となります．適応基準については あらかじめ施設内でコンセンサスを得ておくことが重要です．

4 副作用，投与の際の注意点

　　アミオダロン，ニフェカラント，リドカインの特徴について，Sicilian Gambitの提唱する薬剤分類より抜粋したものを示します[3, 4]（表2）．特にアミオダロンは複数の受容体を遮断し，徐拍化作用が強いことが知られています．

表1 E-CPRの適応（筆者の施設の場合）

年齢	思春期以降～およそ75歳
初期調律	VF or pulseless VT：卒倒の目撃は必須ではない VF/VT以外：目撃あり&bystander CPRありのときに考慮
no flow time	卒倒から15分以内にCPRが開始されている
原因	心原性心停止が示唆される 虚血性心疾患，肥大型心筋症，心筋炎，Brugada症候群など
ACLS実施時間	病院前を含む15分以上の標準的ACLS*でもROSCなし （*アドレナリン，挿管，抗不整脈薬，機械圧迫など）
その他	コントロール不能な出血がない 末期患者ではない 卒倒前のADLが良好
特殊症例	以下のような場合は，上記によらず適応を考慮する ・院内発症の心肺停止 ・救急隊の目前で心停止に陥った場合（肺塞栓，喘息など） ・偶発性低体温症 ・薬物中毒による（or 疑われる）心停止

表2 Sicilian Gambit の提唱する薬剤分類（アミオダロン，ニフェカラント，リドカイン部分）

薬剤	イオンチャネル						受容体				イオンポンプ	臨床効果			心電図所見		
	Na+			Ca^{2+}	K+	I f	α	β	M2	A1	Na+－K+ ATPase	左室機能	洞調律	心外性	PR	QRS	JT
	速い	中間	遅い														
アミオダロン	●			●	●		●	●				→	↓	●	↑		↑
ニフェカラント					●							→	→	●			↑
リドカイン	●											→	→	●			↓

遮断作用の相対的強さ：●低，● 中等，● 高
臨床効果と心電図変化の方向：↑増大，↓減少，→不変
文献3，4より作成.

5 治療法のエビデンス

　　アミオダロンとリドカインについては，大規模臨床試験でプラセボと比較して，良好な神経学的転帰に差が出ておらず，優劣はないと考えられています[5].

　　VA-ECMOについては，SAVE-J研究や，米国ミネソタ州の単施設で実施されたrandomized control studyでその効果が示されており，VFストームに対して最も神経学的転帰改善を期待できる治療法です[1,6].

6 VA-ECMO導入に関する上級医の「コツ」

　　VA-ECMO導入をどこで行うかは施設の方針に従います．透視装置がない場合は，エコーやポータブルX線を駆使して，適切な血管，適切な位置にカニュレーションを行いま

す．カニュレーション中は，血管穿刺・ガイドワイヤー操作・ダイレーション操作等の妨げになるため除細動を省略します．

7 コスト

　E-CPRは医療資源を多く必要とする治療法ですが，社会復帰を達成できれば，投入した医療資源以上の社会還元を得られる可能性があります[7]．

8 専門医のクリニカルパール

・CPRの質のモニタリングに動脈圧波形を用いたい場合は，大腿動脈に4〜5 Frの血管シースを挿入することを推奨します．この血管シースはECMOカニュレーションの際にガイドワイヤー挿入用のアクセスとして利用できます．
・VFから無脈性電気的活動や心静止に移行する患者の転帰は一般的に不良であることが知られています．
・長時間の質の高いCPRにより，しばしば多発外傷が引き起こされることがあります．ROSC後，もしくはVA-ECMO開始後に造影CT検査を撮ることで，外傷所見を含め，多くの情報を得ることができます．特に重要なのは，頭蓋内病変，大血管病変，心筋虚血（心筋の造影の程度を見ることで，心筋虚血の部位や範囲を知ることが可能），CPRによる胸郭損傷，胸腔・腹腔内の臓器損傷です．血管外漏出を伴うような出血病変があれば，血管内治療や外科的止血術を考慮する必要があるかもしれません．
・VA-ECMO導入後のCTでは，カニューレの位置，カニューレ挿入部の状態などについても確認できます．VA-ECMO下で造影する場合は，自己心拍出がない場合に平衡相に達するまで時間がかかるため，通常よりも遅延相を遅らせて撮影します．

おわりに

　VFストームに対するアプローチを解説しました．薬物治療については神経学的転帰改善効果のエビデンスが出ない一方で，E-CPRに関しては良好な神経学的転帰のエビデンスが増え，VA-ECMO＞薬物治療となっています．院外発症のVFストームを受け入れる際には，必要時に迅速にECMO導入を行えるような体制作りと，定期的なチームトレーニングの実施が望まれます．

■ 文　献

1）Sakamoto T, et al：Extracorporeal cardiopulmonary resuscitation versus conventional cardiopulmonary resuscitation in adults with out-of-hospital cardiac arrest：a prospective observational study. Resuscitation, 85：762-768, 2014（PMID：24530251）

2）Berg KM, et al：Adult Advanced Life Support：2020 International Consensus on Cardiopulmonary Resuscitation and Emergency Cardiovascular Care Science With Treatment Recommendations. Circulation, 142：S92-S139, 2020（PMID：33084390）

3）日本循環器学会，他：2020年改訂版 不整脈薬物治療ガイドライン. 2020
https://www.j-circ.or.jp/old/guideline/pdf/JCS2020_Ono.pdf

4）The Sicilian gambit. A new approach to the classification of antiarrhythmic drugs based on their actions on arrhythmogenic mechanisms. Task Force of the Working Group on Arrhythmias of the European Society of Cardiology. Circulation, 84：1831-1851, 1991（PMID：1717173）

5）Kudenchuk PJ, et al：Amiodarone, Lidocaine, or Placebo in Out-of-Hospital Cardiac Arrest. N Engl J Med, 374：1711-1722, 2016（PMID：27043165）

6）Yannopoulos D, et al：Advanced reperfusion strategies for patients with out-of-hospital cardiac arrest and refractory ventricular fibrillation（ARREST）：a phase 2, single centre, open-label, randomised controlled trial. Lancet, 396：1807-1816, 2020（PMID：33197396）

7）Matsuoka Y, et al：Cost-effectiveness of extracorporeal cardiopulmonary resuscitation for out-of-hospital cardiac arrest：A multi-centre prospective cohort study. Resuscitation, 157：32-38, 2020（PMID：33080369）

▓ 参考文献・もっと学びたい人のために

1）遠藤智之：ECMO. 救急医学臨時増刊号，44：819-827，2020

2）「ECMO実践ハンドブック」（市場晋吾，清水敬樹／訳，Vuylsteke A，他／著），羊土社，2020

Profile

遠藤智之（Tomoyuki Endo）

東北医科薬科大学 救急科
教育が好きで，ライフワークとして，蘇生領域のシミュレーション教育を継続しています．2013年に独自のECMOトレーニング用血管モデルを作成し仙台でECMOシムをはじめました．2016年に新設医学部である現在の職場に移り，2次救急をやりながら若手の育成に尽力しています．また皆さんに仙台に来てもらえる日を待ち望んでいます．

Book Information

ECMO実践ハンドブック

発行 🐑羊土社

世界標準の成人ECMO管理

監訳／市場晋吾，編訳／清水敬樹，
原著／Alain Vuylsteke，Daniel Brodie，Alain Combes，
　　　Jo-anne Fowles，Giles Peek

● 世界的なエキスパートが，現在のECMO管理のスタンダードをわかりやすく解説！
● 臨床で必要な事項がコンパクトにまとめられた，現場で頼りになる実践書！

□ 定価（本体 4,500円＋税）　□ B6変型判　□ 200頁　□ ISBN978-4-7581-1861-3

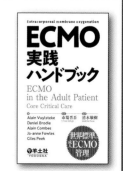

循環不全の診断と治療にエコーをどう活用するか：RUSHプロトコルを応用して

松本　敬

① エコーは「原因の鑑別」と「循環動態の評価」に用いる

② RUSHプロトコルを参考に，すばやく致死的疾患の有無を評価する

③ 輸液反応性，輸液許容性をエコー所見から考える

はじめに

　救急外来やICUで，血圧は低いのに原因がわからない，よくわからないけれどもショックになっている，そんな患者さんに遭遇することがあります．すぐに原因を知りたいけれどもいつもの身体診察や病歴聴取だけではなかなか鑑別が進まない…そんなとき，エコーを使えば緊急性の高い疾患について早期に白黒つけられるかもしれません．

　また，敗血症性ショックで血圧が上がらないとき，もう少し輸液をするか，血管収縮薬で血圧を上げるか，何を根拠に判断しますか？ 過剰な輸液は避けたいけれど，まだ輸液の余地はあるのかもしれない…エコーを使えば，そんな迷いが少しは解消されるかもしれません．

　ここでは，ベッドサイドでのエコーの使い方を，鑑別のツール，循環動態の評価ツールというの2つの面から解説していきます．

1 解除できる可能性のある原因をエコーで探す

　エコー検査には，循環不全の原因となっている疾患を絞り込むためのツールとしての役割があります．RUSH（Rapid Ultrasound in SHock/Rapid Ultrasound for Shock and Hypotension）[1, 2] というプロトコルをご存知でしょうか？ RUSHは致死的疾患に的を絞っ

た観察でショックの鑑別を迅速に行うためのプロトコルで，救急やICUでの有用性が期待されています．このプロトコルで想定されている疾患および観察項目に沿って説明していきます．

　なお，緊急処置が必要な心筋梗塞に伴う心機能の低下については，ショックの代表的な原因ではありますが症状や心電図所見が大いに参考になることも多く，ここでは省略しますので他書を参考になさってください．

1）心臓の観察

　急性心筋梗塞以外で心臓に関連したショックを呈する疾患として，心タンポナーデと肺塞栓があります．どちらも閉塞性ショックをきたし，循環動態が破綻するような症例ではエコーでも何らかの所見を呈します．

❶ 心タンポナーデ

　検索すべきは心嚢液の貯留です．観察部位は心窩部です．肝臓を手前に，心臓をその奥に描出し，肝臓と右心との間のエコーフリースペースを探します（図1）．ここに貯留がなければ，ほかの部分に心嚢液が少し溜まっていたとしても心タンポナーデであることはありえませんので，ほかの原因を検索します．貯留がみられれば，後述するIVC（inferior vena cava：下大動脈）の拡張や右室の拡張早期の虚脱（図2）などを確認することでタンポナーデを生じているかどうかの参考にすることができます．

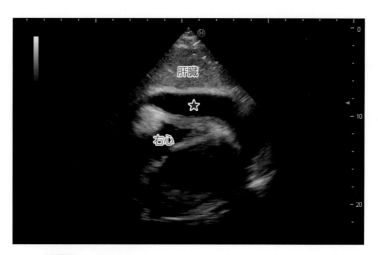

図1 ● 心嚢液貯留
肝臓と右心の間にエコーフリースペース（★）がみられる．循環動態に影響しているか否かはこれだけでは断定できない．

❷ 肺塞栓

　右室圧の上昇を示唆する左室の D shape（図3）や，心尖部の相対的な収縮亢進（McConnell 徴候），右心内の遊離血栓（図4）といった所見が肺塞栓を示唆します．ただし前2者は必ずしも肺塞栓だけでみられる所見ではなく，右室梗塞や肺高血圧症でもみられることがあります．心エコーで肺塞栓を疑う所見が得られたら，下肢の深部静脈血栓症を検索してみることも診断の一助になるでしょう．

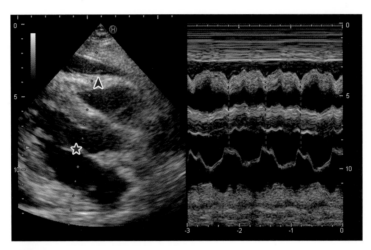

図2　心タンポナーデ
右室自由壁（➤）と僧帽弁前尖（★）とを通るようなラインでMモードにする．
僧帽弁が開放する直後（拡張早期）に右室自由壁が虚脱している所見（---）は
心タンポナーデを強く示唆する．

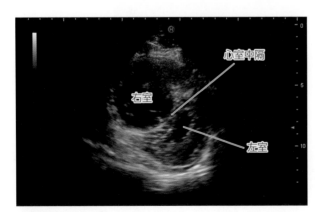

図3　D shape
心室中隔の扁平化により左室がDの形を呈している．肺塞栓を
はじめ急性の右室負荷がかかる疾患でみられる所見である．

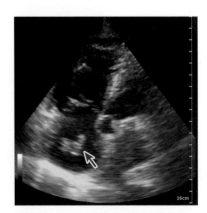

図4　右房内遊離血栓
右心系に遊離血栓（➡）がみられた
場合は，肺塞栓と確定診断してよい．

2) IVCの観察

　　ボリュームステータスや輸液反応性で話題にのぼることの多いIVCですが，実はその一番の利用価値はショックの原因の鑑別にあります．ショックが循環閉塞によるものなのか，循環血液量の不足によるものなのかでIVCの典型的所見は180°異なり，これが鑑別を正しい方向に導くためのヒントになります．

❶ 拡張したIVC（図5A）

　　心タンポナーデや肺塞栓，緊張性気胸といった機械的閉塞や，心筋梗塞のような機能的閉塞では血液還流のうっ滞によりIVCは拡張し，呼吸性変動を失います．

❷ 虚脱したIVC（図5B）

　　出血や脱水による循環血漿量減少や，敗血症やアナフィラキシーのような血管透過性亢進により血管内容量が減少すると，当然IVCは虚脱します．

3) モリソン窩の観察（FAST）

　　外傷診療で行うFAST（focused assessment with sonography in trauma）では胸腔内や腹腔内の液体貯留の有無を検索しますが，ショックの鑑別にもこれらの所見は重要です．
　　胸水や腹水の貯留は，それだけでは疾患に対する特異性こそ高くありませんが，外傷の病歴，妊娠患者，腹部大動脈瘤の増大など特定の情報と結びつくことで原因の同定につながることがあります（図6）．FASTの詳細は外傷診療やエコーの成書に譲ります．

4) 腹部大動脈の観察

　　救急外来などで，背景のよくわかっていない患者さんのショックの原因として忘れられがちなのが腹部大動脈瘤の切迫破裂です（図7）．腹痛だけでなく，血尿や下血といった紛らわしい所見を呈することもあり注意が必要ですが，エコーの感度，特異度ともきわめて優れており，忘れずに観察すべき項目です．

A) 拡張したIVC

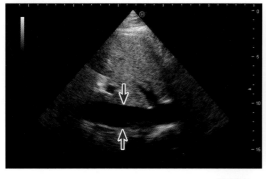

B) 虚脱したIVC

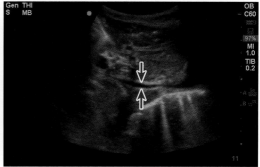

図5 IVCの観察

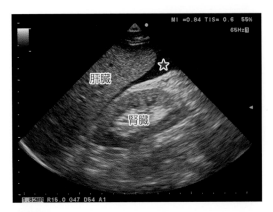

図6 モリソン窩の液体貯留（★，FAST陽性）

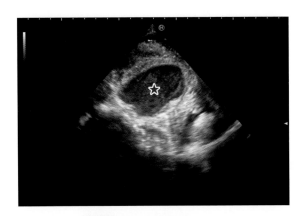

図7 腹部大動脈瘤（★）

5）肺の観察

　　念頭においている疾患は気胸，なかでも循環動態に影響を及ぼす気胸つまり緊張性気胸です．緊張性気胸といえば，外傷診療でよくいわれるように画像よりもそのほかの身体所見からすばやく診断すべきものですが，X線と違ってベッドサイドで手軽にできるエコーを利用しない手はありません．気胸は lung sliding の有無で判断できます（図8）．

> **ここがポイント**
>
> 　　観察部位は，心臓（Heart），下大静脈（IVC），モリソン窩（Morison），大動脈（Aorta），気胸（Pneumothorax）の頭文字をとって「HIMAP」と覚えよう．

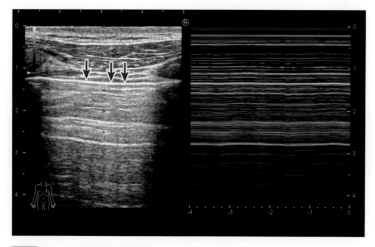

図8　lung sliding の消失（バーコードサイン）
正常では壁側胸膜直下（➡）での呼吸による臓側胸膜の動きがlung slidingとして観察される．lung slidingの消失は，Mモードでは上図右のような層状の模様（バーコードサイン）となって観察される．
前胸部2カ所でlung slidingが確認できれば緊張性気胸の可能性はきわめて低い．

2 エコーで輸液への反応性，許容性をみる

　　ベッドサイドで我々がエコーを行うもう1つの目的は，その所見から輸液への反応性，許容性を推し量ることです．

1）輸液反応性とはなにか

　　輸液を行うことで循環動態が改善するかどうか，というのが輸液反応性という言葉の概念です．500 mLあるいは1,000 mLの細胞外液を輸液したときに心拍出量が10〜15％上昇すれば反応性あり，とする定義が広く用いられています．反応性があるということは，患者さんの現在の血管内容量（前負荷）がFrank-Starling曲線の上行脚に位置しているということであり，呼吸状態との兼ね合いなどで輸液の是非を決める際の参考となります．

　　輸液反応性を科学的に考察すると頁数を要するので詳細は他書に譲りますが，要するに輸液前後での心拍出量の変化がわかればよいわけです．エコーを用いれば心拍出量をかなり正確に測定することができるといわれており，ベッドサイドで知ることができるさまざまな指標のなかでは信頼性の高いものだと考えられます．

　　心拍出量の測定はやや手間がかかるため，実際には代わりの指標としてVTI（velocity-time integral）がよく用いられます．心尖部五腔像で左室流出路にパルスドプラを置き，得られた流速を時間積分して面積を求めます．この値が心拍出量の代替指標となり，輸液前後での変化率などをみて輸液への反応性を評価します（図9）．

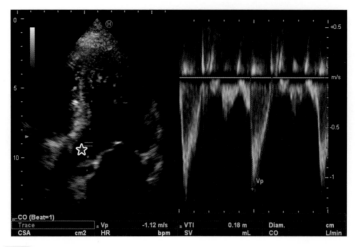

図9 VTIの測定

心尖部五腔像でサンプルボリューム（パルス波ドプラモードでの測定領域）を
左室流出路（★）に置く．流速は下向きの三角形となって表示され，トレー
スして計算された面積がVTIである．

2）輸液許容性とはなにか

　輸液反応性があるからといって積極的に輸液をしていくと，どうしても輸液過剰気味に
なります．過剰な輸液は肺の血管外水分量の増加を招き，呼吸状態の悪化のリスクが高ま
ります．**輸液の是非は常に呼吸状態との兼ね合いで評価されるべきものです**．

　輸液許容性というのは，輸液の結果呼吸状態にどの程度影響が出るか，という観点から
輸液の是非を考えるときに用いられる言葉で，最近では救急領域のメジャーな学術誌[3]な
どでも見かけるようになりました．過剰輸液を回避する観点からは，反応性がありかつ許
容性があれば輸液をしていく，という戦略が望ましいのかもしれません．

　輸液許容性が低いことを示唆するエコー所見には，IVCの拡張や呼吸性変動の消失，心
機能の低下，肺エコーでのびまん性のBライン（胸膜から縦方向に伸びるアーチファクト）
などがあげられます（図10）．一方で，各所見に応じてどの程度許容性があるのかを定量化
することは難しく，あくまで所見群を総合的に判断する際の一材料ということになります．

■ おわりに

　ベッドサイドでのエコー検査について，鑑別のツールと循環動態のモニタリングという
2つの面からの利用方法を紹介しました．自分が何のためにエコーを当て，得られた所見
から自分のアクションがどう変わるのかを考えながら実施することで，日頃なんとなく使っ
ているエコーの利用価値，利用効率が飛躍的に高まるでしょう．

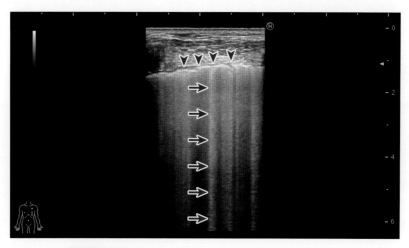

図10 Bライン
胸膜（➤）から縦方向に画面下まで伸びるアーチファクト
はBライン（➡）と呼ばれ，肺水腫などでみられる．

文　献

1）Perera P, et al：The RUSH exam：Rapid Ultrasound in SHock in the evaluation of the critically lll. Emerg Med Clin North Am, 28：29-56, vii, 2010（PMID：19945597）

2）EMCrit Project：Rapid Ultrasound for Shock and Hypotension – the RUSH Exam
https://emcrit.org/rush-exam/

3）Gordon D & Spiegel R：Fluid Resuscitation：History, Physiology, and Modern Fluid Resuscitation Strategies. Emerg Med Clin North Am, 38：783-793, 2020（PMID：32981617）

もっと学びたい人のために

1）Lakoff DJ, et al：Point-of-Care Ultrasound and the Rapid Response System. Glob Heart, 8：335-340, 2013
（PMID：25690635）
　↑RUSHの実践方法を症例形式でまとめています．具体的な活用方法をイメージしやすいと思います．

Profile

松本　敬（Takashi Matsumoto）
中頭病院 集中治療科
救急専門医，集中治療専門医
医学情報サイト「ガラパゴスの狂気（https://galapagos.icu）」を随
時更新中．

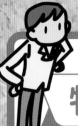
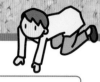

レジデントノート

特集関連バックナンバーのご紹介

2020年1月号 (Vol.21 No.15)

**心不全診療で
考えること、
やるべきこと**

救急外来・CCU/ICU・病棟で、先を
見通して動くために研修医が知って
おきたい診断や治療のコツをつかむ!

木田圭亮／編

定価 2,000円＋税
ISBN 978-4-7581-1637-4

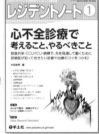

- ・心不全の知識の復習と補填にとても良い教材と
  なりました.
- ・救急外来での心不全対応, 入院後や長期予後に
  関して考えるべきことなどが詳しくまとめてあ
  り, 勉強になりました.

増刊2018年10月発行 (Vol.20 No.11)

**救急・ICUの
頻用薬を
使いこなせ!**

薬の実践的な選び方や
調整・投与方法がわかり、
現場で迷わず処方できる

志馬伸朗／編

定価 4,700円＋税
ISBN 978-4-7581-1615-2

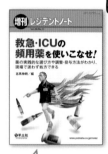

- ・これ一冊持っておくだけで, 長く使えるよい本だ
  と思いました.
- ・内容は実践的で金額などの細かい記載もあり,
  すぐに役立てることができそうです.

2020年9月号 (Vol.22 No.9)

**ICUの機器を
使いこなそう**

そのアラーム音は緊急か?
異常を逃さず、
適切に介入するためのキホン

古川力丸, 石川淳哉／編

定価 2,000円＋税
ISBN 978-4-7581-1649-7

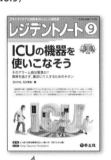

- ・人工呼吸器についていつも対応に苦慮している
  ので, とても有用な特集でした.
- ・アラームの設定について今までは「守りのアラー
  ム」しか頭になく, 「攻めのアラーム」の考え方は
  新鮮でした.

増刊2018年6月発行 (Vol.20 No.5)

**循環器診療のギモン、
百戦錬磨のエキスパート
が答えます!**

救急、病棟でのエビデンスに
基づいた診断・治療・管理

永井利幸／編

定価 4,700円＋税
ISBN 978-4-7581-1609-1

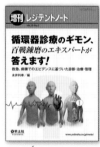

- ・循環器疾患をトータルで理解するうえで非常に
  よかったと思います.
- ・基礎からエビデンスに基づいた最新知識, 専門
  的内容まで, ものすごい充実度でした.

特集とあわせてご利用ください!

詳細は www.yodosha.co.jp/rnote/index.html

最新情報もチェック ➡ 🅵 **residentnote** 🐦 **@Yodosha_RN**

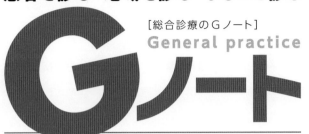
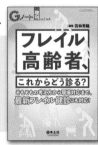

研修医が知っておきたい！皮膚閉鎖の手技のコツ〜結紮真皮縫合法

野間淳之，伊東大輔，宇山志朗

● はじめに

　結紮真皮縫合法は外科系診療科での術後の皮膚閉鎖時に一般的に行われています．創傷治癒機転を障害しにくく[1]，術後創部感染予防にも有利であるとされます[2, 3]．初期臨床研修制度において2020年度より外科研修が必修化され，より多くの研修医が外科手技を経験することになりました．皮膚閉鎖は若手医師が経験することの多い手技の1つですが，手技の要点を解説したものは少ないです．本稿では筆者が消化器外科領域において皮膚閉鎖を結紮真皮縫合法で行う際の要点と自身の工夫について解説します．術者は右利きで，右手で持針器を左手で攝子を把持するものとします．

● 基本となる理論① 準備と心構え

　手技の習得には，準備を含めた理論の理解と動作の習熟が必要です．普遍的な理論を意識することで，より高度な手技の習得も円滑になります．

① 時間

　理論と動作に無駄がないと，結果的に操作にかかる時間は短くなります．時間を短く＝手を速く動かすということではないため，理論を意識して確実な動作を心がけます．

② 姿勢

　正しい姿勢でリラックスして行います．手術台の高さは術者が直立したときに脇をしめて肘が約90°に曲がる高さに調整します．操作する部位が体の正面にくるように，立ち位置や体の向きを変えます．姿勢が悪いと視野を広く保つことや，繊細な力加減の調整をすることが難しくなります．

③ 持針器

　体の正面で操作を行うために手掌が術者の体の正中を向く姿勢をとります（**図1A**）．右手で持針器を把持します．指は浅くかけて人差し指を添えます（**図1B**）．針は順針といって針先が術者の体の正中を向くように把持します（**図1C**）．針以外にも，クーパー剪刀な

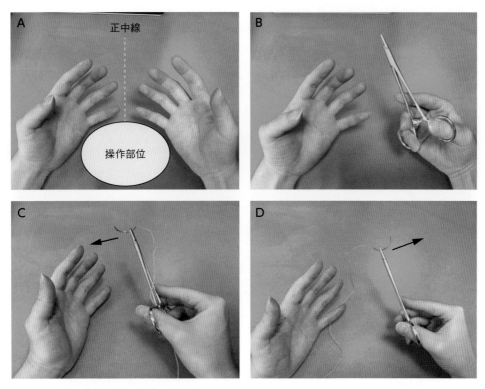

図1 ● 持針器の持ち方の基本
A）手掌が体の正中を向く姿勢で，操作部位が術者の体の正中線上にあることが基本である．
B）持針器に指を深くかけすぎないこと，人差し指を添えることが重要である．
C）順針で把持した．針先の向き（矢印で示した）が術者の体の正中を向いている．
D）逆針で把持した．針先の向き（矢印で示した）が術者の体の正中を向いていない．

ど湾曲のある器具も湾曲の先が術者の体の正中を向くように把持します．針には逆針という持ち方もありますが（**図1D**），初学者が逆針で持つことは基本的にないと考えてよいです．また，親指を持針器にかけた状態だと可動域に限界がありますが（**図2A，B**），親指を外した状態で持針器を操作する方法を習得しておくと，可動域が広がり組織に対して至適な角度での刺入が可能となります（**図2C，D**）．

✏️ **④ 針**

理想の運針経路は針の湾曲を延長したときに円形となる軌道上にありますが（**図3A**），曲線で目標点を正確に捉えるには慣れが必要です．結紮真皮縫合法では針を通す組織の厚みは数mmであるため，針先から3分の2の位置を持針器で把持し，針先3分の1を直線として捉えて，組織を直線的に刺通することで正確な操作が可能になると考えています（**図3B**）．針の湾曲と力をかける方向が合わないと針が曲がることがあるため，注意が必要です．

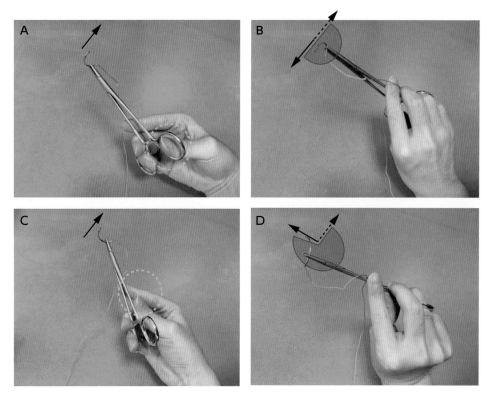

図2 持針器の持ち方と可動域

A）母指をかけた状態（丸印）. 回内位での針先の向きを矢印で示した.
B）Aの持ち方のまま回外位をとった状態を示した. 最大回内位から最大回外位までの
　 針先の可動域を円弧で示した.
C）母指を外した状態（丸印）, 回内位での針先の向きを矢印で示した.
D）Cの持ち方のまま回外位をとった状態を示した. 可動域が広いことがわかる.

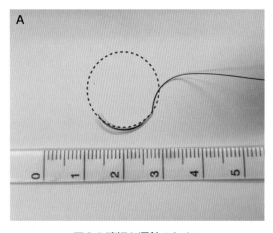
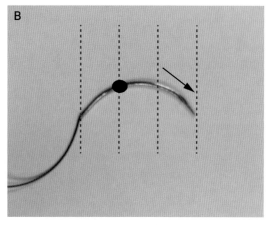

図3 適切な運針のために

A）針の湾曲に沿って運針する. 理想的な運針経路を示した（点線）.
B）針を3等分し, 持針器で把持する位置を黒点で示した. 針先3分の1の直線方向を意識する.

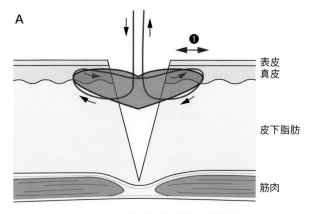
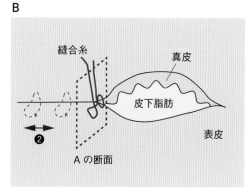

図4 ● 真皮結紮縫合法の運針経路

A) 結紮前の縫合糸を青実線で示し運針の方向を矢印で示した．経路がハート型になっている．創縁から真皮を確保する位置までの距離をバイトという（◀━━▶ ❶）．バイトの目安は5〜10 mm．

B) 結紮後の皮下の縫合糸を点線で，結紮前の縫合糸を実線で示した．結紮の間隔をピッチという（◀━━▶ ❷）．Aの断面を赤点線（四角形）で示した．

 ⑤ 攝子 ━━━━━━━━━━━━━━━━━━━━━━━━━━━━

　操作を行う組織に適度な緊張をかけることを，カウンタートラクションをかけるといい，攝子を持つ術者左手がこの役割を果たします．緊張がない状態と比較して，正確な刺通操作が可能となります．

● 基本となる理論② 真皮結紮縫合法の運針経路

　真皮結紮縫合法の運針経路はハート型が理想とされます[4]（**図4A**）．以下要点を解説します．

① 結び目は背側に ━━━━━━━━━━━━━━━━━━━━━━━━━━

　最初の刺入点を背側にすることで縫合糸の結紮部位が皮膚から露出しづらくなります．

② 脂肪はとらない ━━━━━━━━━━━━━━━━━━━━━━━━━━

　皮下脂肪は支持力に寄与しないため，自然な運針経路で皮下脂肪に糸がかかることはあっても，わざわざ皮下脂肪に糸をかける必要はありません．

③ バイトは十分な長さをとる ━━━━━━━━━━━━━━━━━━━

　真皮結紮縫合では主な支持力は真皮にあり，バイトは創縁からの糸をかける真皮までの距離のことを指します．バイトの目安は創縁から約5〜10 mmであり，創縁から対称にとります．結紮真皮縫合で組織を縫合しても創縁同士の表皮にすき間が残る場合は，真皮のバイトが適切にとれていないことが多いです．

④ 刺入点と刺出点を創縁同士で揃える

　　最低限の条件は，縫合糸の刺入点と刺出点を創縁同士で揃えることです．創縁同士を段差なく寄せることで傷を目立ちにくくすることができます．そのためには創縁同士で刺入点と刺出点を水平・垂直方向ともに揃えておくことが重要です．

⑤ ピッチを調整する

　　縫合の間隔をピッチといいます（**図4B**）．適切なバイトをとるとピッチも大きくなるため同じ長さの創に対して少ない結紮回数での閉創が可能となります．ピッチの目安は15mm前後ですが，創縁がぴったり寄るよう症例ごとにバイトとピッチのバランスを調整します．

手技の実際

　　上述した理論を踏まえて手技の実際を確認します．運針操作は針の大きさや形状にもよっても変わりますが，われわれの施設では4-0ポリニューロン®（ケイセイ医科工業株式会社）を使用しています．筆者は針先で確実に目標点を捉えるために，針先3分の1を直線と考えて直線的な刺通操作を行うことを意識しています．

① 術者側の創の操作

　　患者頭尾方向の創の場合は術者側から操作を開始すると手の向きが自然です．運針経路の妨げにならないよう，左手の攝子は術者から見て運針経路のやや左側の創縁を把持します．把持した創縁を患者腹側に挙上することでバイトの目標点にカウンタートラクションをかけます．結び目が背側となるように脂肪側から直線的に刺通します（**図5A**）．バイトの目標点では実際の針先は見えないですが，表皮がテント状に吊り上がることで真皮を十分に刺通したことを確認します（**図5B**）．攝子を牽引する方向を変えて創縁の刺出点を確認し（**図5C**），刺出点に針先を向けて（**図5D**），直線的に刺通して針先を出します（**図5E**）．

② 針を把持しなおす

　　創縁から針先が出たら左手の攝子で針先を把持して皮膚から引き抜き，創縁近くで**図2A**のごとく順針で把持しなおします．そのまま順に**図2C**，**図2D**の持ち方に移行することで無駄なく対側創の操作に移ることができます．

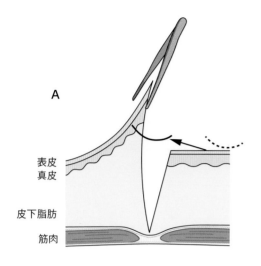

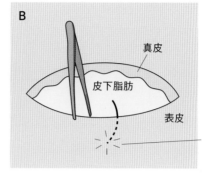

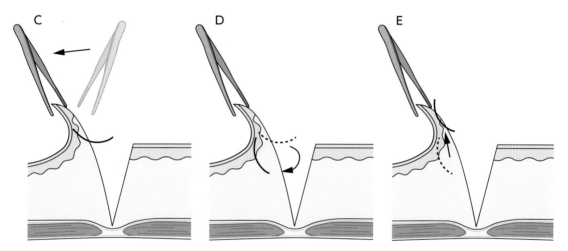

図5 ● 術者側の創の操作（点線が動作前，矢印が動作の方向，実線が動作後を表す）

A）バイトの目標点に向かって直線的に刺通する．
B）バイトの目標点では実際の針先は見えないが，表皮がテント状に吊り上がることで真皮を十分に刺通したことを確認する．
C）攝子の牽引する方向を変えて刺出点に向けて直線的に刺通する．
D）刺出点に針先を向ける．
E）刺出点を確認する．

 ③ 術者対側の創の操作

　左手の攝子は術者から見て運針経路のやや左側の創縁を把持します．把持した創縁を患者腹側に挙上することで刺入点からバイトの目標点にカウンタートラクションをかけます．対側創の刺出点と対称となる位置を刺入点とし，バイトの目標点まで直線的に刺通します（図6A），表皮がテント状に吊り上がることで真皮を十分に刺通したことを確認したら（図6B），攝子を牽引する方向を変えて創縁の刺出点を確認し（図6C），刺出点に針先を向けて（図6D）直線的に刺通して針先を出します（図6E）．

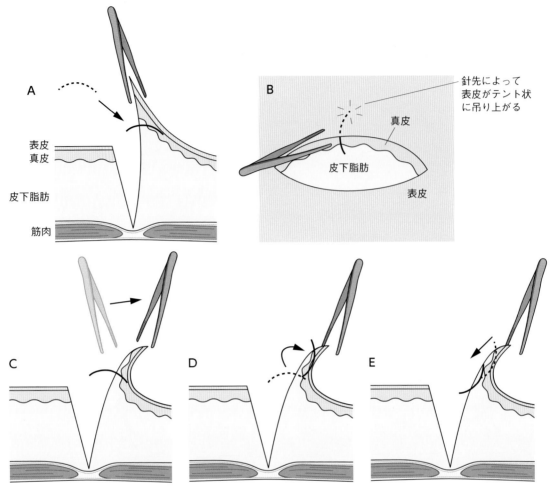

図6 ● 術者対側の創の操作
A）バイトの目標点に向かって直線的に運針する.
B）バイトの目標点では実際の針先は見えないが，表皮がテント状に
　　吊り上がることで真皮を十分に刺通したことを確認する.
C）攝子の牽引する方向を変えて刺出点を確認する.
D）刺出点に針先を向ける.
E）刺出点に向けて直線的に刺通する.

 ④ **器械結び**

　縫合糸の尾側端が皮膚縁から1〜2 cmとなるよう牽引し（short tail），縫合糸の針側
は皮膚縁から10〜15 cmの位置を左手で把持します（long tail）（**図7A**）．そのまま左手
を，short tailに近づけてlong tailを緩めることで（**図7B**），持針器での巻き取りが容易と
なり，糸を巻きとったあと最短距離でshort tailを把持できます（**図7C**）．患者対側にいる
助手と2人で同時に皮膚閉鎖を行うことも多いと思いますが，その場合は助手の針での針
刺し事故を防止するために，右手の持針器先端を奥に，左手のlong tailを手前に牽引して
結紮します．縫合糸は結紮点ぎりぎりの位置で切離します．結紮ごとに縫合糸はshort tail
の長さだけ短くなるためshort tailが長くなりすぎないように配慮します（**図7D**）．

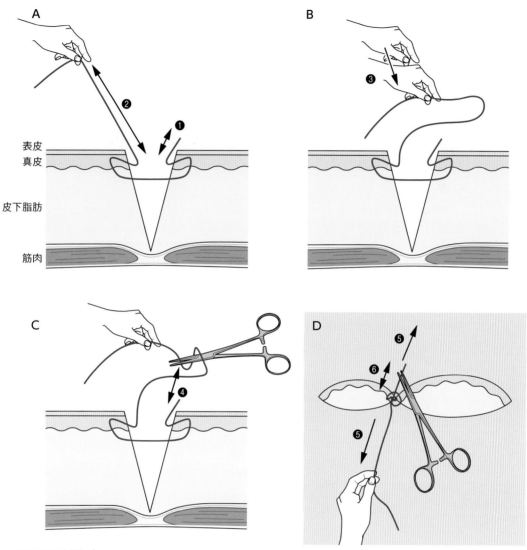

図7 ● 器械結び

A）short tail（矢印❶），long tail（矢印❷）.
B）糸を把持した状態の左手を short tail に近づけて long tail を緩める（矢印❸）.
C）糸を緩めることで持針器での巻きとりが容易となり，最短距離で short tail を把持できる（矢印❹）.
D）short tail を巻き取った糸の輪に通したら，左手を手前に，持針器を奥にして結紮することで患者対側で同時に皮膚閉鎖を行う助手の針による針刺しを防止する（矢印❺）.縫合糸は結紮ごとに short tail の長さだけ短くなる（矢印❻）.

 ⑤ 1針ごとに仕上がりを確認してフィードバックをかける

　　1針ごとに仕上がりを確認して次の1針に反映させます．バイトの位置の表皮がえくぼ状に陥凹することがありますが，縫合糸が露出しない限り問題になりません．また，皺，色素沈着，臍，皮膚切開の屈曲部などは，ずれると目立つため先に合わせておくとよいでしょう．

● おわりに

　結紮真皮縫合法に関連して，特に初学者を対象に筆者の考える要点を述べました．理論の理解と動作の習熟を意識することで，誰よりも美しく，誰よりも短時間での皮膚閉鎖を目指しましょう．円滑な手技の習得に本稿が一助となれば幸いです．

文　献

1）菅原康志：創閉鎖のベストプラクティス－早期離床のための真皮縫合法－．日本ミニマム創泌尿内視鏡外科学会雑誌，1（1）：35-39, 2009

2）菅原康志：感染を低減する創閉鎖法－真皮縫合の有用性－．日本外科感染症学会雑誌，6（4）：267-271, 2009

3）Yamaoka Y, et al：Efficacy of skin closure with subcuticular sutures for preventing wound infection after resection of colorectal cancer：a propensity score-matched analysis. Langenbecks Arch Surg, 400：961-966, 2015

4）松村 一：創閉鎖の基本的な考え方．日本外科感染症学会雑誌，12（3）：161-167, 2015

Profile

野間淳之 (Atsushi Noma)

日本赤十字社和歌山医療センター 第一・第二消化管外科・肝胆膵外科
頑張る研修医の先生方を応援しています！

伊東大輔 (Daisuke Ito)

日本赤十字社和歌山医療センター 第二消化管外科部長

宇山志朗 (Shiro Uyama)

日本赤十字社和歌山医療センター 外科統括部長

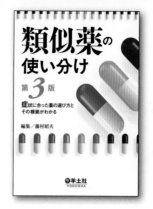

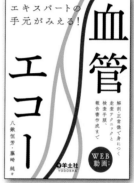

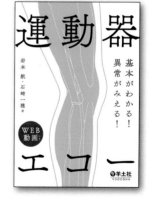

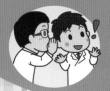

臨床検査専門医がコッソリ教える… 検査のTips!

シリーズ編集／五十嵐 岳（聖マリアンナ医科大学 臨床検査医学講座）

第48回　アルブミンとプレアルブミンの違いは？

常川勝彦

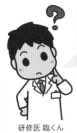

先生，先日患者さんの栄養状態を評価するためにアルブミンとプレアルブミンを測定したのですが…アルブミンが低いのにもかかわらず，プレアルブミンは高い値でした．この違いはどのような理由からくるのでしょうか？

研修医 臨くん

アルブミンもプレアルブミンも日常臨床でよく用いられる栄養マーカーだね．この違いを理解するために，今回はプレアルブミンの名前の由来とその使い方についてお話をしよう！

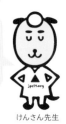

けんさん先生

 解 説

● プレアルブミンとは？

　栄養状態を評価するためのマーカーとして，アルブミンがよく用いられるね．アルブミンは半減期が3週間程度であるため，直近の栄養状態を反映しにくいという欠点があるよ．これに対し，血中の半減期が短く直近の栄養状態を反映しやすいマーカーにrapid turnover protein があり，このなかにレチノール結合蛋白，トランスフェリンのほか，プレアルブミンが含まれているんだ[1, 2]．

　プレアルブミンは，分子量5.5万の蛋白であり，半減期は2日と短いことが特徴だよ．血中ではサイロキシン（T_4），レチノール（ビタミンA），レチノール結合蛋白と結合し，これらを輸送する働きをもっているんだ[3]．そのため，「トランスサイレチン」と呼ばれることが多くなっているよ．物質としてアルブミンと類似しているわけではないんだ．それなのに，なぜ「プレアルブミン」とも呼ばれるのかな？

● プレアルブミンの名前の由来

　プレアルブミンの名前の由来を知るために重要な検査は，蛋白分画検査だ．血清蛋白を電気泳動して分離したピークを図示したものが蛋白分画だね．プレアルブミンは，陽極に引き寄せられたアルブミンよりもさらに陽極寄りに認められる蛋白，つまり「アルブミンの前」にくる蛋白として名前が付けられたんだ．免疫電気泳動図では，蛋白分画よりも一つひとつの蛋白をさらに細かく分離できるので，よりはっきりとプレアルブミンを見ることができるんだ．免疫電気泳動はどのような疾患に対して使う検査だったかな？ 代表的なのが多発性骨髄腫だね．蛋白分画検査でM蛋白を認めたときに，原因となっている異常に増加したモノクローナルな免疫グロブリン（M bow）を検出するために用いられるんだ．

　免疫電気泳動検査の方法[4]は図の通り．① 血清を滴下，② 各蛋白が移動度の違いにより同心円状に分離（ペーパークロマトグラフィーの原理），③ 電気泳動によりさらに分離，④ 最後に抗

血清をレーンに入れて染色（ここではすべての蛋白が染まる抗血清を使用した図を表示）．最も濃いアルブミンより陽極寄りに薄く染色されているのがプレアルブミンだぞ．免疫電気泳動検査で異常免疫グロブリンのM bowを同定できれば一人前だね．さらに，この図でプレアルブミンが説明できれば，学生やまわりの研修医に尊敬されること間違いなしだ．

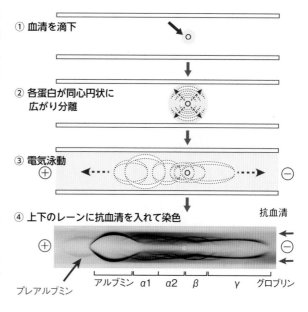

① 血清を滴下

② 各蛋白が同心円状に広がり分離

③ 電気泳動
（＋）　（－）

④ 上下のレーンに抗血清を入れて染色　　抗血清
（＋）　（－）

プレアルブミン　アルブミン　α1　α2　β　γ　グロブリン

図 免疫電気泳動検査の方法

● **プレアルブミンとアルブミンの乖離**

栄養マーカーは，肝臓での合成能を反映する蛋白が多く，肝硬変などの肝不全，炎症などの消耗性疾患や手術などの体液喪失時にも低値となるぞ．このときは，アルブミンもプレアルブミンも同じ動きをするんだ．一方で，ネフローゼ症候群では腎臓からアルブミンが漏れて極端な低アルブミンとなるけれど，代償に肝臓での蛋白合成が増加するため，コリンエステラーゼやプレアルブミンはむしろ高くなることが多いんだ．このほか，プレアルブミンは甲状腺ホルモンの運搬も担っているので，甲状腺機能亢進症のときに高値となることがあるぞ．

臨床上で最も多くみられるアルブミンとプレアルブミンの値の違いは，低栄養状態からの回復期だね．栄養の回復状態の反映が遅いアルブミンに比べて，プレアルブミンはより早期から上昇するため，この違いが生じるんだ．栄養状態を評価するためには，一時点の横断的な評価のみでなく，連続的な経過としてその動きを追うことが大事だぞ．これを理解してマーカーを使いこなし，適切な栄養状態の把握とそれに基づいた有効な栄養管理を実践してみよう．

今月の
Tips!

プレアルブミンは電気泳動でアルブミンの前（陽極寄り）にみられる蛋白で，アルブミンとは全く別物．低栄養からの回復の早期のほか，ネフローゼ症候群や甲状腺機能亢進症で違いが出ることがあるぞ．

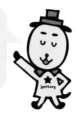

参考文献
1）「異常値の出るメカニズム 第7版」（河合 忠/監，山田俊幸，本田孝行/編），医学書院，2018
2）「標準臨床検査医学 第4版」（高木 康，山田俊幸/編），医学書院，2013
3）「レジデントノート増刊：栄養療法がわかる！できる！」（泉野浩生/編），羊土社，2016
4）「臨床検査で遭遇する異常蛋白質」（藤田清貴/著），医歯薬出版，2010

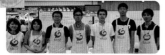

基本検査所見

症例から深めるBasic Lab
Clinical Laboratory Problem Solving

シリーズ編集／濱口杉大（福島県立医科大学 総合内科）

何となくで出しがちな基本検査,
その所見を症例の流れからどう
解釈するか？ 総合内科医の目の
つけどころを紹介します.

第12回
神経性食思不振症で入院中に全身管理目的に紹介となった女性の一例（その2）

會田哲朗

症例

40歳代半ばの女性.

20歳代ごろより摂食障害を発症. それ以外には特に既往歴はなし. 30歳ごろから摂食障害の診断のもと, 近医精神科クリニックに通院していたが, 数年後通院を自己中断. その後は未治療で, 自宅で食べ吐きをくり返していた. 入院4カ月前より希死念慮が出現し, 家族に「死にたい」と漏らすようになった. 入院2カ月前にはほとんど食べられない状態であった. 入院日に自宅で体動困難となり家族が救急要請し, 近医総合病院に搬送された.

来院時, 意識障害と著明な低血糖（10 mg/dL）と肝障害（AST 254 IU/L, ALT 118 IU/L, LDH 338 IU/L）を認め, 血糖補正で意識は回復した. 同院での全身管理が難しいため翌日に当院転院となった.

当院での精査の結果, 神経性食思不振症, 重症低栄養状態として, 精神科が併診のうえで救急科HCUに入院となった. ブドウ糖液の点滴静注, 経管栄養が少量より開始された.

第10病日, 全身状態安定のためHCU退室となったが, 引き続き全身管理が必要な状態であり当科にコンサルト, 精神科併診のうえ, 当科に入院とした. 徐々に栄養を増量させ適宜電解質の補正も行い, 全身状態は改善していった. 入院1カ月後の血液検査では肝酵素は正常化, 電解質異常も改善した. しかし入院1カ月半後ごろより血液検査で好酸球上昇を認めるようになった. これとともに, 発熱の遷延, 体幹部の紅斑, 肝酵素上昇, 異型リンパ球, 左肺末梢の肺炎も認めた. その際の血液検査結果は以下の通りであった.

白血球 19,500/μL（好酸球75％, 異型リンパ球1％）, Hb 4.7 g/dL, Ht 14.9％, MCV 96.0 fL, 血小板 27万/μL, AST 55 IU/L, ALT 43 IU/L, LDH 358 IU/L, rGTP 44 IU/L, ALP 423 IU/L, BUN 26 mg/dL, Cre 0.47 mg/dL, Na 139 mEq/L, K 3.0 mEq/L, Cl 106 mEq/L, Ca 7.3 mg/dL, CRP 0.93 mg/dL

解説

　好酸球上昇はさまざまな疾患によって引き起こされる（**表1**）[1].好酸球の絶対数が500/μL以上の場合を好酸球増多とする.末梢血白血球のなかで通常好酸球は5％未満であるが,白血球低下がある場合は分画で好酸球の割合が多いことがあるため注意が必要である.好酸球上昇を認めた場合,まず反応性,二次性の原因を検索しながら臓器障害の有無を確認することが重要だ.一般的に考えられる原因としてはアレルギー,薬剤,感染症,悪性腫瘍,自己免疫性などに分けられる.アレルギーとして頻度が高いのは喘息やアトピー性皮膚炎,感染症としては寄生虫感染症,悪性腫瘍としては白血病やリンパ腫,自己免疫性疾患としては好酸球性多発血管炎性肉芽腫症,ほかに重要なものとしては副腎不全などがあがる.

　入院患者で好酸球上昇を認めた場合にはまず入院時に好酸球上昇がないかどうかを確認することが重要である.一般的に入院中の患者で好酸球上昇を認めた場合には薬剤性であることが多い.しかし,入院時にすでに好酸球上昇を認める場合には薬剤以外にもさまざまな原因疾患を考慮しなければならない.

　過去数年間にわたり軽度の好酸球上昇が続いている場合には,薬剤性やアトピー性皮膚炎,喘息やアレルギー性鼻炎などのアレルギー疾患が背景にあることを考える.好酸球数が普段と比べて変化がないようであれば好酸球増多疾患が入院の原因疾患である可能性は低くなる.また,沖縄に在住のHTLV-1キャリアの患者では以前より好酸球上昇と慢性便秘症を認めていて,入院時に髄膜炎や肺炎,菌血症を認めた場合には播種性糞線虫症を考慮する.日本でも寄生虫感染症は経験することがあるため注意が必要だ.

　入院時に経時的に好酸球上昇が増悪している場合には好酸球上昇をメインプロブレムに入れ鑑別診断を考えるとスムーズに診療することができる.例えば消化器症状が強いのであれば好酸球性胃腸炎を,喘息の増悪・神経症状・腎炎所見などがある場合には好酸球性多発血管炎性肉芽腫症を考慮するといった感じである.倦怠感や筋痛などの非特異的な症状を認め,軽度の好酸球上昇を認めた場合,副腎不全が想起され,好酸球上昇が精査のきっかけになることも経験する.副腎不全の際の好酸球は1,000/μL以上になることは滅多にない[2].多数の臓器障害を認め,ほかに原因がない場合には好酸球増多症候群を想起し血液悪性腫瘍も含め精査を追加していく.

表1 ● 好酸球上昇の原因

カテゴリー	疾患
アレルギー	喘息,アトピー性皮膚炎
薬剤	様々
感染症	寄生虫,原虫,細菌（結核）,真菌（アレルギー性気管支肺アスペルギルス症）,ウイルス（HIV）
悪性腫瘍	白血病,悪性リンパ腫,固形癌
自己免疫,特発性	好酸球性多発血管炎性肉芽腫症,サルコイドーシス,炎症性腸疾患
その他	副腎不全,放射線曝露,コレステロール塞栓症

文献1より作成.

以上のように，入院時に好酸球上昇を認める場合の鑑別は多岐にわたるため，薬剤の使用状況（サプリメント含め），アレルギー歴や肉，魚の生食の有無，旅行歴などを含めた詳細な病歴聴取が重要である．また，同時に好酸球増多を認める場合に侵されることが多い皮膚，肺，消化管，心臓，神経などの臓器障害の有無を評価していく．

入院時にはなく，入院後から好酸球上昇を認めるようになった場合，薬剤が原因であることがほとんどである．好酸球上昇があるうえで，院内発熱がある場合には薬剤熱を疑い，皮疹を認める場合には薬疹を疑うことができる．したがって，好酸球上昇に気づくことはきわめて大切であり，採血の際に分画検査も同時に施行した方がよい理由である．筆者は血算を提出する場合，トレンドが重要であるため必ず分画検査も追加している．薬剤による好酸球増多が起こす反応は**表2**[3]のようなものが知られており，詳細な薬剤投与歴のレビューが重要である．頻度としては抗菌薬や解熱鎮痛薬が多い．

本症例は入院時の血液検査では好酸球上昇は認めず，入院後に好酸球上昇が生じていた．また，同時に皮疹や発熱を伴っており薬剤による影響が最も考えられる．

症例の続き

肺炎に対してピペラシリン・タゾバクタムを投与したが改善がないため，肺の陰影も薬剤による反応を鑑別の第一にあげた．念のため精査した自己抗体や寄生虫関連検査はすべて陰性であった．著明な貧血に関しては本人が輸血を拒否したため投与することができなかった．使用していた内服薬，塗布薬をすべて中止，変更して経過をみていたが発熱や好酸球上昇，紅斑の改善は得られず徐々に増悪傾向となった．

表2 ● 好酸球増多の原因薬剤と反応[3]

原因薬剤	好酸球増多に伴う反応
GM-CSF，IL-2	全身性症状
NSAIDs	肺浸潤
ダントロレン	肺，胸膜炎
合成ペニシリン，セファロスポリン	間質性腎炎
ラニチジン	壊死性心筋炎
合成ペニシリン，テトラサイクリン系抗菌薬	肝炎
アロプリノール，フェニトイン	反応性血管炎
L-トリプトファン	好酸球増多筋痛症候群
NSAIDs	胃腸炎
アスピリン	喘息，鼻ポリープ
アンピシリン，ペニシリン，セファロスポリン，β遮断薬	無症候

文献4より引用．

副腎不全

　潰瘍性大腸炎にて治療歴のある50歳代男性が4カ月続く上腕痛，大腿痛，両手のこわばり，浮腫を主訴に当科を受診した．発熱は認めず，身体所見上，両手，手指の腫脹を認めるが関節炎所見は認めず，その他の関節にも特記すべき異常は認めなかった．近位筋の軽度筋力低下，握力低下も認めた．採血では好酸球上昇（610/μL），CRP 0.49 mg/dLと軽度炎症反応上昇を認めた．筋逸脱酵素の上昇や甲状腺機能異常，補体やクロブリン異常は認めず，抗核抗体をはじめとした膠原病の血清学的検査，ウイルス疾患の血清学的検査も陰性であった．両手造影MRIでは手背の軟部組織の高信号所見を認めた．両側大腿MRIでは大腿中下部の脂肪織・筋膜に浮腫を認めた．神経伝導検査，針筋電図を施行したが特記すべき異常は認めなかった．経過の長い全身の筋痛所見と好酸球上昇から副腎不全を疑いランダムコルチゾールを測定したところ4.58 μg/dLと低値を認めた．ACTHは50 pg/mLと有意な上昇は認めなかった．さらに迅速ACTH負荷試験を施行し，コルチゾールは30分値で16.4 μg/dLと反応性の低下を認めた．以上より続発性副腎不全と診断した．頭部造影MRIでは視床下部，下垂体の異常は認めなかった．さらに詳細に病歴を確認したところ，潰瘍性大腸炎に対してステロイド座薬を処方されていたが，コンプライアンスが悪く使用頻度が減っているとのことであった．ハイドロコルチゾンの内服を開始したところ，すみやかに筋症状や浮腫，好酸球上昇が改善した．

　原因不明の筋骨格系疼痛などの非特異的な症状と軽度の好酸球上昇を認めた場合，副腎不全を疑うことが重要であるが，ステロイド外用剤の中断による副腎機能低下は診断が難しい．特に本症例のように座薬の中断については早い段階で想起されることもなく診断に時間を要した．薬剤を原因とする症状，徴候については内服薬やサプリメントだけでなく，点眼薬，点耳薬，点鼻薬，吸入薬，塗布薬，貼付薬，座薬，浣腸薬なども含めた治療薬について広く情報収集することが大切である．

解説

　本症例では薬剤が原因と思われる発熱，紅斑を認めており増悪傾向であることから重症薬疹を考慮しなければならない．重症薬疹の1つであり好酸球上昇を伴うものとしてdrug reaction with eosinophilia and systemic symptoms（DRESS）がある．日本ではほぼ同じ疾患概念である薬剤性過敏症症候群（drug-induced hypersensitivity syndrome：DIHS）として知られている．前者の診断基準にはHHV-6の再活性化が含まれない点が後者と大きく異なる．世界的にはHHV-6 DNAや抗体価を測定できない機関もあるため前者の基準が診断に用いられることが多い．

　DIHS/DRESSは原因薬剤投与開始後2週間から8週間程度経過してから皮疹，発熱，リンパ節腫脹，好酸球増多，臓器障害が出現する疾患である．主にHHV-6，その他HHV-7，EBV，CMVなどのヒトヘルペスウイルス属の再活性化が生じ，それに対する免疫反応が原因といわれている．原因薬剤としては抗てんかん薬（特にカルバマゼピン）やアロプリノール，スルファサラジンなどの頻度が高く，ほかにも解熱鎮痛薬や抗菌薬もあげられる．これらの薬剤がなぜウイルスの再活性化を生じさせるのかについての詳細はよくわかっていない．皮疹や発熱，リンパ節腫大，異型リンパ球が生じ，その後肝障害やその他の臓器障害，好酸球増多を認

める。皮疹は全身の小紅斑や膿疱，標的様や湿疹様の皮疹などさまざまであるが，顔面の浮腫が特徴的である。頸部や腋窩，鼠径リンパ節など表在リンパ節腫脹を認めることも多い。

DIHS/DRESSの診断にはThe European Registry of Severe Cutaneous Adverse Reactions（ResiSCAR）scoreが用いられる（**表3**）[5]。

HHV-6の再活性化が原因の1つでもあるため，HHV-6 DNA PCRや血清学的な検査（IgM，IgGの測定）を行うことを考慮する。PCR検査は発症後1〜2週間程度経過し上昇傾向となるが，IgGは発症後2〜3週後以降にピークを迎えるため検査のタイミングを考えることが偽陰性を防ぐために重要である。

治療に関しては被疑薬の中止を行い，全身の臓器障害を評価しそれに合わせて治療を行う。ただし，被疑薬の中止のみでは症状の改善を認めないことが多い。またエビデンスは乏しいがCase reportやエキスパートオピニオンを参考にプレドニゾロン1 mg/kg/日で治療を開始し，3〜6カ月で減量することが推奨されている。

Column

特発性好酸球増多症候群

タイ出身の特に既往のない40歳代女性が4カ月間で3回，1〜2週間で改善する顔面の浮腫，乾性咳嗽を主訴に当院を受診した。診察上，顔面浮腫を認める以外には特記すべき異常は認めなかった。血液検査にて好酸球上昇（5,993/μL）を認めたが，IgM上昇は認めなかった。胸部X線写真

表3 ● ResiSCAR score[5]

項目	− 1	0	1	2
発熱≧ 38.5℃	なし/不明	あり		
リンパ節腫大		なし/不明	あり	
好酸球増多 　好酸球数 　（白血球＜4,000/μLの場合）		なし/不明	700〜1,499/μL 10〜19.9％	≧ 1,500/μL ≧ 20％
異型リンパ球		なし/不明	あり	
皮膚所見 　皮膚の範囲〔体表面積（%）〕 　DRESSを示唆する皮疹 　皮膚生検でDRESSを示唆する所見	なし なし	なし/不明 不明 あり/不明	＞50％ あり	
他に原因が認められない臓器障害 （肝，腎，筋，心臓，膵臓，肺など）		なし/不明	単一臓器障害あり	複数の 臓器障害あり
改善までに15日以上かかる	なし/不明	あり		
他の原因が評価済み 　抗核抗体 　血液培養 　HAV・HBV・HCV血清学的検査 　Chlamydia, Mycoplasma			すべて陰性	

＜2点：否定的，2〜3点：可能性あり，4〜5点：おそらくDIHS/DRESS，＞5点：確実にDIHS/DRESS
RegiSCAR：European Registry of Severe Cutaneous Adverse Reaction
文献4より引用。

では，右肋骨横隔膜角の鈍化を認めた．胸部CTでは両肺の末梢優位の浸潤影を認めた．好酸球上昇の鑑別として好酸球性多発血管炎性肉芽腫症，寄生虫感染症，副腎不全，HIV，結核なども疑い精査を行ったが示唆する所見を認めなかった．また，骨髄増殖性疾患も疑い骨髄検査も施行したが正常形態の好酸球上昇を認める以外には特に所見を認めなかった．胸部CTでは好酸球性肺炎を示唆する所見であったため気管支鏡検査を施行し，気管支肺胞洗浄を施行したところ好酸球分画の上昇を認め，好酸球性肺炎として矛盾しない所見を認めた．以上より，くり返す顔面の浮腫はEpisodic angioedema with eosinophilia（EAE）様であり，好酸球性肺炎も認めたため特発性好酸球増多症候群と診断した．プレドニゾロン20 mg/日の内服を開始し，顔面浮腫や乾性咳嗽の症状は改善し，好酸球数も改善した．

　特発性好酸球増多症候群とは反応性，二次性，腫瘍性の好酸球上昇がすべて除外され，厳密に言えば6カ月以上の好酸球上昇（1,500/μL以上）と臓器障害を認める疾患と定義される．しかし，それでは診断に時間がかかりすぎるため好酸球増多が1カ月に2回以上あれば好酸球増多症候群と診断される．

　本症例で認められたEAEは日本では症例が少なく，一方で症状をくり返すことがない，non-episodic angioedema with eosinophilia（NEAE）をときどき経験する．若い女性で手や足に紅潮を伴う浮腫が出現し，末梢好酸球が上昇している場合に疑う．自然経過で改善することもあるが，症状が強い場合ステロイド治療ですみやかに改善し，再発しないのが特徴である[6]．

症例の続き

　本症例は薬剤中止後も改善しない著明な好酸球上昇，発熱，体幹部の紅斑，肝酵素上昇，異型リンパ球の出現，抗菌薬不応の左末梢性肺炎を認めておりResiSCAR scoringよりDRESSと診断した．本来であれば皮膚生検の施行も検討されたが，本人の侵襲的な検査への拒絶もあり実施できなかった．プレドニゾロン30 mg/日より開始し徐々に解熱し，紅斑や好酸球上昇も改善傾向となった．DRESSの原因としてのHHV-6の再活性化の有無を確認するため末梢血のHHV6-DNAの測定を行ったが陰性であった．その後，すべての症状は改善傾向となり，ステロイドは漸減し，精神科単科病院へ転院とした．

最終診断：drug reaction with eo-sinophilia and systemic symptoms（DRESS）

今回の Learning Point

- 好酸球上昇の鑑別は多岐にわたる．徹底した病歴聴取を行い，血液検査での好酸球数の推移に着目しよう
- 入院中の好酸球上昇はアレルギー疾患，特に薬剤アレルギーの頻度が高く，重症薬疹であるDIHS/DRESSに注意しよう

◆ 文 献

1 ）Klion AD：How I treat hypereosinophilic syndromes. Blood, 126：1069-1077, 2015（PMID：25964669）

2 ）Spry C：Eosinophilia in Addison's disease. Yale J Biol Med, 49：411-413, 1976（PMID：186962）

3 ）Tefferi A：Blood eosinophilia：a new paradigm in disease classification, diagnosis, and treatment. Mayo Clin Proc, 80：75-83, 2005（PMID：15667033）

4 ）「ホスピタリストのための 内科診療フローチャート 第2版」（清田雅智/監，上田剛士/編，髙岸勝繁/著），シーニュ，2019

5 ）Kardaun SH, et al：Variability in the clinical pattern of cutaneous side-effects of drugs with systemic symptoms：does a DRESS syndrome really exist? Br J Dermatol, 156：609-611, 2007（PMID：17300272）

6 ）Shikino K, et al：Non-episodic angioedema associated with eosinophilia. BMJ Case Rep, 2016：doi:10.1136/bcr-2016-217428, 2016（PMID：27628018）

7 ）宮川義隆：好酸球増加症—好酸球を理解すれば全身を診られる． Hospitalist，3：795-801，2015

8 ）Weller PF, et al：Approach to the patient with unexplained eosinophilia. UpToDate, 2020

9 ）Pichler WJ：An approach to the patient with drug allergy. UpToDate, 2018

10 ）Turbett SE, et al：Case 26-2018：A 48-Year-Old Man with Fever, Chills, Myalgias, and Rash. N Engl J Med, 379：775-785, 2018（PMID：30134139）

會田哲朗
Tetsuro Aita
所属：福島県立医科大学 総合内科
専門：総合内科

【最終回にあたって】

　1年間にわたって大学病院で経験した症例をもとにBasic Lab（基本検査所見）の目のつけどころ，解釈のしかたについて紹介してきました．振り返ると難しい症例であっても基本的な検査をさまざまな角度から駆使して問題を解決してきたのに気づきます．詳細な病歴，身体所見に基づいた推論があるからこそ，基本的検査の解釈ができ，どこに目をつけたらよいのかが見えてきます．「基本は奥が深い」これを実感すると臨床が一段楽しくなります．

シリーズ編集：濱口杉大（福島県立医科大学 総合内科）

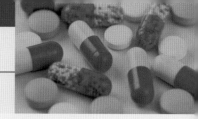

甲状腺疾患に対する薬の正しい使い方

和栗雅子（大阪府立病院機構 大阪母子医療センター 母性内科・主任部長）

◆**薬の使い方のポイント・注意点**◆

・抗甲状腺薬の第一選択薬は，小児期や成人男性，非妊娠期の成人女性についてMMI（methyl-mercaptoimidazole）で，開始後8週間は2週ごとに副作用のチェックをする

・妊娠初期（器官形成期）は，無機ヨウ素とPTU（propyl-thiouracil）を選択する

・甲状腺機能低下症の場合は，T4製剤を開始し，4週ごとに検査結果をみながらTSH基準値を目標に投与量を増減する

1. 病態，薬の作用機序

1）甲状腺ホルモン製剤

甲状腺ホルモン製剤は2種類ある（T4製剤，T3製剤）．レボチロキシンナトリウム（チラーヂン®S：T4）はリオチロニンナトリウム（チロナミン®：T3）プロホルモンであるが，T4は体内で脱ヨウ素化され活性型のT3となる．半減期はチラーヂン®Sが1週間，チロナミン®が1日，最高血中濃度到達時間（Tmax）はチラーヂン®Sが6〜7時間，チロナミン®が1.5〜2.5時間である．

2）抗甲状腺薬

抗甲状腺薬は，PTUとMMIの2種類がある．甲状腺濾胞内でヨウ素の有機化を阻害して甲状腺ホルモン産生を抑制し，甲状腺内のリンパ球と免疫系への作用により甲状腺機能を正常化し，TSHレセプター抗体値を下げる．血中半減期はPTUが0.5〜1時間，MMIが4〜6時間，作用持続時間はPTUが6〜8時間，MMIが24時間である．

胎児では妊娠20週頃より視床下部・下垂体甲状腺系のフィードバックがほぼ完成する．妊娠後半の母体への抗甲状腺薬投与は，胎盤通過により胎児甲状腺機能低下症や胎児甲状腺腫の原因となりうる．Basedow病の原因である抗TSHレセプター抗体（TRAb）も同様に胎盤を通過し，妊娠後半も母体TRAb高値であれば胎児Basedow病を発症することがある．授乳中のM/P比[注1]はMMIが約1.0，PTUが約0.1，RID[注2]はMMIが2.5〜13.7％，PTUが〜1.3％である．

注1）M/P比：母乳中濃度／母体血漿中濃度比で1以下は母体から母乳への移行が少ない．

注2）RID（relative infant dose）は相対的乳児投与量で［児の薬剤摂取量（mg/kg/日）／母親の薬剤摂取量（mg/kg/日）］×100で示され，10％以上は要注意である．

3）無機ヨウ素

無機ヨウ素は甲状腺ホルモンの材料であるが，大量投与により甲状腺ホルモンの合成と放出が抑制され（Wolff-Chaikoff効果），その効果は翌日には現れる．ヨウ化カリウム50mgあたりに無機ヨウ素は37.5mg含まれる．ヨウ素レシチンは大豆レシチンが原料で，ヨウ素レシチン4.5mgあたりのヨウ素量は300μgである．

授乳中の乳腺上皮細胞にはヨードトランスポーターの発現があることから，ヨウ化カリウムなどの無機ヨウ素は乳汁中に濃縮され，M/P比は23.0と報告されている[1]．

1）〜3）の薬の種類は**表1**にまとめて示す．

2. 薬の選び方・使い方 （実際の処方例）

1）甲状腺ホルモン製剤

慢性甲状腺炎などの自己免疫性甲状腺疾患（橋本

表1　甲状腺疾患治療薬の種類

分類	一般名	英語名	商品名	略語名
甲状腺ホルモン製剤	レボチロキシンナトリウム水和物	levothyroxine sodium hydrate	チラーヂン®S	T$_4$
	リオチロニンナトリウム	liothyronine sodium	チロナミン®	T$_3$
抗甲状腺薬	チアマゾール	thiamazole	メルカゾール®	MMI
	プロピルチオウラシル	propylthiouracil	チウラジール® プロパジール®	PTU
無機ヨウ素	ヨウ化カリウム	potassium iodide	ヨウ化カリウム	
	ヨウ素レシチン	lecithin-bound iodine	ヨウレチン®	

病），Basedow病の外科的治療後・放射性ヨード内服療法後・甲状腺腫瘍術後の甲状腺機能低下症に対して使用する．半減期が長く，1日1回の投与で血中濃度を維持しやすいチラーヂン®Sを使用することがほとんどである．チロナミン®は半減期が短いので少量を頻回に投与し，急速に甲状腺ホルモンを増加させる必要があるとき以外では用いない．

顕性甲状腺機能低下症の場合は，チラーヂン®S 25〜50 μg/日から開始し，4週ごとに検査結果をみながら，量を増減し，TSH値を正常化させる．

妊婦において甲状腺機能低下の管理が不良である場合，流早産，妊娠高血圧症候群（hypertensive disorders of pregnancy：HDP），児の発達への影響等が起こることがある．FT$_4$が基準値内でTSHが基準値を超える潜在性甲状腺機能低下症でも，不妊症や流早産を起こしやすいため，TSHの基準値以下を目標（不妊治療中や流産歴がある場合はTSH 2.5 μIU/mL以下を目標）に妊娠前から投薬を開始する[2]．甲状腺ホルモン製剤には催奇形性はないと考えられる．妊娠すると甲状腺ホルモンの必要量が増えること，妊娠中期以前は胎児の神経細胞への甲状腺ホルモンの供給源は主に母由来のT$_4$といわれていること[3]より，妊娠判明後に増量することが多い．妊娠中，特に初期には甲状腺機能を頻回にモニターして，必要であれば用量を調整する．

レボチロキシンは鉄剤やスクラルファート，アルミニウム含有制酸薬，炭酸カルシウムと同時に服用すると作用が減弱されるため，併用薬には注意し，服用時間をずらすなどの工夫が必要である．

【処方例】

① 若年，明らかな心疾患がない症例
　　チラーヂン®S（25 μg）　1回/日　朝食後
② 妊娠時，TSH＞10のとき
　　チラーヂン®S（50 μg）　1回/日　朝食後
③ 心疾患の明らかな場合
　　チラーヂン®S（12.5 μg）　1回/日　朝食後

2）抗甲状腺薬

抗甲状腺薬は，Basedow病による甲状腺機能亢進症の治療に使用する．小児，成人男性，非妊娠期の成人女性の場合，MMIはPTUより強力で早期に正常化できること，PTUの方が抗好中球細胞抗体（anti neutrophil cytoplasmic antibody：ANCA）関連血管炎症候群，重症肝炎の頻度が高いことより，MMIが第一選択薬となる．また，血中半減期と作用持続時間より，PTUは1日2〜3回に分けるが，MMIは1日1回の投与でよい．抗甲状腺薬治療で甲状腺機能を正常化できない場合，副作用などで使用できない場合には，手術やアイソトープ治療を考慮する．

妊婦への投与については妊娠初期（器官成形期）のMMI内服と「チアマゾール奇形症候群（胎児の頭皮欠損，食道閉鎖，気管食道瘻，後鼻孔閉鎖，臍腸管遺残，臍帯ヘルニア，顔貌異常など）」との関連が指摘され[4]，その後，わが国の大規模な後ろ向き研究[5]，前向き研究[6]でもMMI群で有意に発生率が高いことが報告された．2013年デンマークの国民登録調査においてPTUの妊娠初期の胎内曝露が一般的な先天異常リスクを上昇させている可能性が報告された[7]が，MMIによる先天異常より軽度であることが示された[8]．以上より，妊娠初期である器官形成期

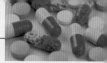

のMMI曝露は極力避け，PTUが第一選択薬となる．妊娠可能年齢の女性に抗甲状腺薬治療を行う際には，両薬剤の上記の特徴を十分に説明したうえで薬剤の選択を行うが，MMIの服用を継続しながら妊娠を計画する場合は，早期の妊娠確認を指導し，妊娠が判明した時点でMMI内服を中止し，必要であればPTUや無機ヨウ素に変更するなどの指導が必要である．

　甲状腺機能亢進症の管理が不良な場合は，流早産，死産，妊娠高血圧症候群，子宮内発育遅延，児の甲状腺機能異常，母体甲状腺クリーゼなどの発症リスクが高くなる[2]．母体のFT4値が非妊娠期における基準値の上限付近に維持できるように抗甲状腺薬を投与することで，胎児の甲状腺機能をほぼ正常に維持することができる[9]．

　乳汁移行性の点で授乳中はPTUの選択が好まれてきたが，母体への投与量がMMI 10 mg/日またはPTU 300 mg/日までは，児の甲状腺機能をチェックすることなく投与が可能であり，MMI 20～30 mg/日またはPTU 300～750（中央値450）mg/日の投与で児の甲状腺機能低下は報告されておらず，児の甲状腺機能を定期的にチェックすれば，授乳中も継続的な内服は可能と考えられている[10]．

　両者とも副作用で最も多いのは発疹・蕁麻疹（約5％）で，重篤な副作用として無顆粒球症が（約0.2～0.4％）起こることもある．少数ではあるが重症肝障害，ANCA関連血管炎症候群，SLE様症状を発症することもある．多くは治療開始後8週間以内に発症することが多いため，投与開始後2カ月間は2週ごと（その後も定期的）に白血球，肝機能を含めた血液検査を実施する必要がある．

【処方例】

> ① Basedow病診断時，PTUで副作用があるとき，妊娠16週以降
> メルカゾール®錠（5 mg）　3錠/回　1～2回/日
> 検査しながら漸減（治療開始時FT4≧7 ng/dLでは2回/日　朝・夕食後，＜7 ng/dLでは1回/日朝食後）
> ② 挙児希望女性，妊娠初期，MMIで副作用があるとき
> チウラジール®錠/プロパジール®錠（50 mg）
> 1～2錠/回　3回/日　毎食後

> ③ 授乳中
> チウラジール®錠/プロパジール®錠（50 mg）
> 1～2錠/回　3回/日　毎食後
> メルカゾール®錠（5 mg）　1～2錠/回　1回/日
> 朝食後
> ④ 動悸・頻脈・手指振戦があるとき
> インデラル®錠（10 mg）1錠/回，3回/日　毎食後

3）無機ヨウ素

　ヨウ化カリウムは，急速に甲状腺機能を下げたいときに抗甲状腺薬と併用したり，抗甲状腺薬が使用できない際の中継ぎとして使用する．10～100 mg/日を使用することが多い．通常10～14日でエスケープ現象を起こし効果がなくなるといわれているが，Basedow病の場合に長期に継続することも多い．ヨウ素レシチンはヨウ素不足による甲状腺腫や甲状腺機能低下症に対し用いられる．

　妊娠初期にMMIから無機ヨウ素に変更したBasedow病の妊婦の先天異常の頻度はMMIを継続した群より有意に低値であり[11]，現時点で無機ヨウ素に催奇形性を疑わせる報告はない．

　無機ヨウ素のM/P比は20以上のため，乳児の甲状腺機能低下症の発現となりうる[4]．乳児期の甲状腺機能低下症は児の精神運動発達に非可逆的影響を及ぼすため，やむをえず無機ヨウ素を継続的に内服しながら授乳する際には，児の甲状腺機能を定期的にチェックすることが望ましい．

【処方例】

> ⑤ ヨウ化カリウム10～50 mg/回　1回/日　朝食後
> （＜50 mgは散剤）

コラム1：甲状腺中毒症の鑑別

　甲状腺中毒症の約70％がBasedow病，20％が無痛性甲状腺炎，10％が亜急性甲状腺炎であり，鑑別が必要である[10]（表2）．亜急性甲状腺は炎症所見があり，比較的容易に診断がつけられるが，無痛性甲状腺炎は橋本病の経過中やBasedow病の寛解期に自己免疫性炎症由来の甲状腺破壊により血中に甲状腺ホルモンが漏出するために起こる一過性の破壊性甲

表2　甲状腺中毒症の鑑別診断

	Basedow病	無痛性甲状腺炎	亜急性甲状腺炎
中毒症持続期間	3カ月以上	3カ月以内	3カ月以内
前頸部痛，発熱	なし	なし	あり
赤沈，CRP	正常	正常	高値
TSH受容体抗体	陽性	陰性	陰性
放射性ヨード摂取率	高値	低値	低値
甲状腺血流	高値	低値	低値

文献10より引用．

状腺中毒症である．甲状腺機能亢進状態から甲状腺機能低下症を経過して正常化する場合が多い．産後発症する甲状腺中毒症のうち，2〜4カ月後に発症するのは無痛性甲状腺炎，5〜9カ月後に発症するのはBasedow病であることが多い．また，妊娠初期にhCGの刺激により発生する妊娠一過性甲状腺中毒症も正常妊娠の約3％に存在するのでBasedow病との鑑別が必要である．

亜急性甲状腺炎は，軽症例では非ステロイド性消炎鎮痛薬（NSAIDs）で開始してもよいが，無効例や増悪例には早期に副腎皮質ホルモン薬（ステロイド）に切り替える．動悸・頻脈時はβ遮断薬を使用する．

無痛性甲状腺炎は，自然経過で半数以上が正常化するため，無投薬で経過観察するが，動悸・頻脈のあるときはβ遮断薬を使用する．顕性甲状腺機能低下症がみられる場合は少量短期間のT4製剤を投与する．

亜急性甲状腺炎，無痛性甲状腺炎とも，破壊性甲状腺中毒症であるため，抗甲状腺薬や甲状腺に取り込まれない無機ヨウ素の投与は無効である．

コラム2：放射性ヨウ素

ヨウ化ナトリウム（^{131}I）は主にBasedow病のアイソトープ治療，甲状腺がんの治療に用いられる．ヨウ化ナトリウム（^{123}I）は甲状腺シンチグラフィによる甲状腺疾患の診断や甲状腺摂取率による甲状腺機能の検査に用いられる．

放射性ヨウ素内服療法の体内における減衰，生殖腺の被曝のダメージからの回復，治療後の甲状腺機能の安定を考慮して，放射性ヨウ素内服療法後の避妊期間は6カ月とされている[10]．妊娠中の放射性ヨウ素曝露は奇形，成長遅滞，発達遅滞や発がん性と関連している可能性があるために，放射性ヨウ素内

服療法は妊娠中禁忌である[10]．放射性ヨウ素内服療法後に妊娠が判明した場合の奇形増加の報告はないが，胎児の甲状腺が機能しはじめる12週以降の放射性ヨウ素の曝露は，児の甲状腺機能低下の原因になることがある．

授乳中も無機ヨウ素の項目で述べたように，放射性ヨウ素内服療法は禁忌である．

文　献

1) 「Hale's Medications & Mothers' Milk 2021（19th ed.）」（Hale TW, ed），pp512-513, Springer Publishing Company, 2021

2) Alexander EK, et al：2017 Guidelines of the American Thyroid Association for the Diagnosis and Management of Thyroid Disease During Pregnancy and the Postpartum. Thyroid, 27：315-389, 2017（PMID：28056690）

3) Morreale de Escobar G, et al：Role of thyroid hormone during early brain development. Eur J Endocrinol, 151 Suppl 3：U25-U37, 2004（PMID：15554884）

4) Di Gianantonio E, et al：Adverse effects of prenatal methimazole exposure. Teratology, 64：262-266, 2001（PMID：11745832）

5) Yoshihara A, et al：Treatment of graves' disease with antithyroid drugs in the first trimester of pregnancy and the prevalence of congenital malformation. J Clin Endocrinol Metab, 97：2396-2403, 2012（PMID：22547422）

6) Arata N：[Pregnancy outcomes of exposure to methimazole（POEM）study]. Nihon Rinsho, 70：1976-1982, 2012（PMID：23214071）

7) Andersen SL, et al：Birth defects after early pregnancy use of antithyroid drugs：a Danish nationwide study. J Clin Endocrinol Metab, 98：4373-4381, 2013（PMID：24151287）

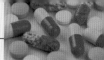

8) Andersen SL, et al：Severity of birth defects after propylthiouracil exposure in early pregnancy. Thyroid, 24：1533-1540, 2014（PMID：24963758）

9) Momotani N, et al：Antithyroid drug therapy for Graves' disease during pregnancy. Optimal regimen for fetal thyroid status. N Engl J Med, 315：24-28, 1986（PMID：2423874）

10)「バセドウ病治療ガイドライン2019」（日本甲状腺学会/編），南江堂，2019

11) Yoshihara A, et al：Substituting Potassium Iodide for Methimazole as the Treatment for Graves' Disease During the First Trimester May Reduce the Incidence of Congenital Anomalies：A Retrospective Study at a Single Medical Institution in Japan. Thyroid, 25：1155-1161, 2015（PMID：26222916）

【著者プロフィール】
和栗雅子（Masako Waguri）
大阪府立病院機構 大阪母子医療センター 母性内科・主任部長
専門：内分泌代謝内科（特に糖尿病），母性内科

Book Information

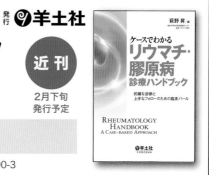

ケースでわかる
リウマチ・膠原病診療ハンドブック
的確な診断と上手なフォローのための臨床パール

発行 羊土社

近刊
2月下旬
発行予定

編集／萩野 昇

● リウマチ・膠原病診療のバリエーションに強くなる実践書
●「総論編」「疾患編」「ケース編」の三部構成で立体的に理解できる！

□ 定価（本体5,700円＋税）　□ A5判　□ 520頁　□ ISBN978-4-7581-1890-3

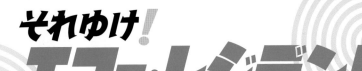
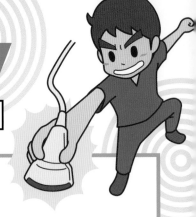

それゆけ！エコー・レジデント！

日常診療でのエコーの使いどころ

シリーズ編集／ Point-of-Care 超音波研究会 広報委員会

第5回　あなどるなかれ尿管結石

多田明良

　　POCUS（Point-of-care ultrasound）とは，場所を問わず診察医が行うことのできる超音波検査のことをさします．本連載では，臨床の最前線で使える POCUS の魅力を，研修医 A くん＝"エコー・レジデント"の経験するさまざまな症例を通してお届けします．

■ プロローグ

　　研修医 A くんは心臓や肺の POCUS で手応えを感じ，自分はそろそろエコーを使いこなせるようになってきたんじゃないかと心のなかでにやにやしていた．

　　はっと我に返り，「でも腹部っていろいろ当てるところがあるし自信がないんだよな…」と思った．

症例　左腰背部痛の中年男性

患者 B　50 歳代男性．

健診で高血圧，高尿酸血症を指摘されているが服薬なし．

朝 4 時，突然左腰背部に痛みが出現したため来院した．痛みのため前かがみの状態で入室．苦悶様顔貌．体温 36.7 ℃，血圧 153/78 mmHg，脈拍 90 回／分・整，SpO$_2$ 98 ％（室内気）．

　　研修医 A は診察を経て鑑別疾患を考えた．

研修医 A「だいぶ痛そうだけど，こんな状況は『あれ』しか考えられない」

　　早速左側腹部にエコーを当ててみた．左腎臓の腎盂腎杯や尿管が拡張して，水腎症を呈している（図 1）．

研修医 A「やっぱり！ B さん，尿管結石です．水分をしっかりとるようにすれば近いうちに排石されて楽になると思います」

　自分のエコーが上達してきたと鼻の穴を膨らませながら上級医Cに報告した.

上級医C「すばやくエコーで診断していてすばらしいね. ただ尿管結石を疑ったときはもう
　　　　1カ所大事な部分を必ず確認しておこう」
研修医A「もう1カ所？ 典型的な尿管結石の症状だと思って, ほかは考えていませんでした」
上級医C「**尿管結石を疑ったときは腹部大動脈のチェックが必須だよ**. 腰背部痛で尿管結石を
　　　　疑った場合に腹部大動脈瘤破裂や大動脈解離が見つかるというケースがあるんだ」
研修医A「怖いですね…, 腹部大動脈もしっかり観察しておきます」

　研修医Aは腹部大動脈を確認し, 血管径の拡大や血管腔にフラップを認めないことから大動
脈瘤や大動脈解離の可能性は低いと考えた.

● 腰背部痛で忘れてはいけない大動脈疾患

　腰背部痛の鑑別疾患のうち緊急性の高いものとして**腹部大動脈瘤, 大動脈解離**があります.
　腹部大動脈瘤破裂, 大動脈解離そのものの痛みだけでなく, 前者では後腹膜内での血腫の増
大による痛み, 後者では腎動脈の狭窄・閉塞による腎梗塞がもたらす痛みなどが片側の腰背部
痛として認識される場合があります. 実際, 複数の文献で, 腹部大動脈瘤破裂の最も多い誤診
断の1つとして尿管結石があげられています[1, 2].
　腰背部痛のケースで水腎症, 尿潜血などを認めたからといって安易に尿管結石と診断するの
は禁物です. 尿管結石を疑った場合は, 必ず腹部大動脈にもエコーを当て大動脈の拡大がない
か, 内腔にフラップが見えないかを確認しておきましょう.
　腹部大動脈瘤のエコー精度は, 径30 mm以上の腹部大動脈瘤であれば感度99 %（95 %信頼
区間：96 ~ 100 %）, 特異度98 %（同：97 ~ 99 %）と非常に高いことがわかっています[3]. 一
方, 大動脈解離のエコー精度については十分なエビデンスはまだありませんが, 偽腔開存型が
腹部大動脈に及んでいる場合はフラップの検出は比較的容易です（図2）. 2021年1月号「第
3回　FoCUSにフォーカス！」で解説されたFoCUSプロトコルを追加し, 上行大動脈拡大や

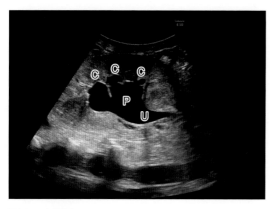

図1　水腎症
腎盂腎杯の拡張を認める.
P：腎盂, C：腎杯, U：尿管.

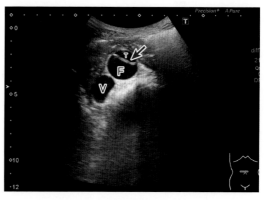

図2　偽腔開存型大動脈解離（Stanford A型）
腹部大動脈内腔にフラップ（➡）が観察される.
T：真腔, F：偽腔, V：下大静脈.

フラップ，大動脈解離の重要な合併症の1つである心タンポナーデを併せてチェックすることもおすすめです．

上級医C「ところで尿管結石は詰まりやすい3カ所があるけど覚えているかな」

研修医A「国家試験で覚えました．**生理的狭窄部位**の3カ所ですよね．**腎盂尿管移行部，総腸骨動脈交差部，膀胱尿管移行部**です（図3）．後でCTを撮影して確認しようと思っていました」

上級医C「すばらしい！この3カ所のうち腎盂尿管移行部と膀胱尿管移行部はエコーでも簡単に描出できるよ」

研修医A「結石が描出できたら診断にもかなり説得力が増しますね．ぜひ覚えたいです」

上級医C「まず腎盂尿管移行部．水腎症を呈している腎臓を描出して，拡張した腎盂腎杯から連続する尿管を描出すると結石が描出できることがある（図4）．もう1つは膀胱尿管移行部．尿管結石を探す目的でエコーを当てるときには膀胱にも必ずエコーを当てておこう．膀胱横断面に対して5時，7時方向に膀胱尿管移行部があるよ．この付近を探すことで結石を探すことができる」

研修医A「先生，膀胱尿管移行部に高エコー腫瘤がありました（図5）．音響陰影も引いているので結石ですね．サイズは7mmです」

上級医C「結石が描出できると正確な診断だけでなく，その場で患者さんに説明ができるよね．特に病棟や在宅などすぐにCTが撮影できない環境ではとても役立つのでぜひ覚えておこう」

● 結石嵌頓好発部位の描出方法

◆ 腎盂尿管移行部

　簡便な描出ポイントその1です．プローブは長軸で腎臓を描出した位置で，扇動走査で角度を調整しつつ拡張した腎盂腎杯から連続する尿管を描出すると結石が描出できます（図4）．

◆ 膀胱尿管移行部

　簡便な描出ポイントその2です．通常，膀胱横断面において5時，7時方向に膀胱尿管移行部が位置しています（男性では前立腺上極のやや頭側レベル）．ここに結石がはまり込んでいないかを確認します（図5）．ちなみに膀胱尿管移行部は正常でもわずかに隆起して確認できる場合もありますが，はっきり見えない場合も少なくありません．カラードプラ法やパワードプラ法で観察すると膀胱内に尿が流入する様子を捉えることができ，膀胱尿管移行部の同定につながります（図6）．普段から膀胱尿管移行部がどこにあるか見ておくとよいですね．

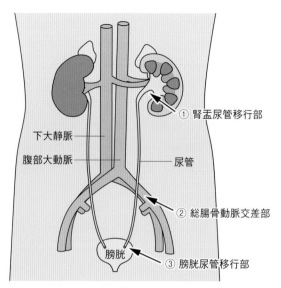

図3 尿管結石が嵌頓しやすい3部位（生理的狭窄部）
① 腎盂尿管移行部や，③ 膀胱尿管移行部に嵌頓した結石は
エコーでも描出は容易です．一方，② 総腸骨動脈交差部の描
出は少しコツが必要です．

① 腎盂尿管移行部
下大静脈
腹部大動脈
尿管
② 総腸骨動脈交差部
膀胱
③ 膀胱尿管移行部

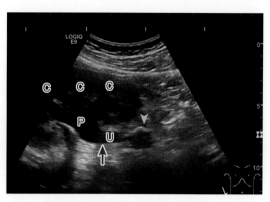

図4 腎盂尿管移行部に嵌頓した結石
P：腎盂，C：腎杯，U：尿管
拡張尿管（➡）をやや尾側に追うと腎盂尿管移行部に
弧状の高エコー（▷）を認めた．

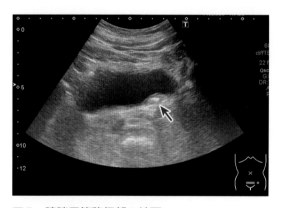

図5 膀胱尿管移行部の結石
膀胱壁5時方向に高エコー腫瘤（➡）と内腔への隆起
を認める．

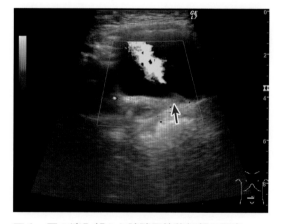

図6 尿の流入部から膀胱尿管移行部を同定
パワードプラ表示で尿の流入を捉えられることで膀胱
尿管移行部（➡）を同定できる．

◆総腸骨動脈交差部

　　総腸骨動脈交差部は描出には少しコツが必要な部分です．具体的には拡張した尿管を追って
プローブを移動させたり，腸管ガスを避けるために圧迫しながらの走査が必要になってきま
す．POC超音波研究会のFacebookページ※に動画でコツを掲載しています．エコーに慣れて
きたらぜひトライしてみましょう．

※　https://www.facebook.com/watch/?v=561076021286527

結石サイズと自然落石率

　尿管結石のサイズは自然排石を予測する因子として最も重要で，結石サイズが5 mm未満で自然排石率は68％（95％信頼区間46〜85％），5〜10 mmで47％（同36〜59％）と報告されています[4]．別の報告では結石サイズが1 mmで自然排石率は87％，同様に2〜4 mmで76％，5〜7 mmで60％，7〜9 mmで48％，9 mm以上で25％でした[5]．つまり，**5 mm以下のほとんどの結石は自然排石されますが，それ以上の大きさになるとサイズに応じて自然排石率は低下し，10 mm以上ではほとんど期待できません．**

　また尿管結石の自然排石までの平均日数は，2 mm以下で8.2日，2〜4 mmで12.2日，4 mm以上で22.1日と報告されており[6]，サイズが大きくなるほど排石までの時間を要することがわかります．

エピローグ

　尿管結石を描出した後，研修医Aは尿管結石が膀胱の直前で詰まっている状態であることを患者さんに説明した．さらに鎮痛剤を処方し，自然排石を促すために水分をよくとってもらうよう勧めた．

　また，結石サイズから推測すると自然落石する可能性は約5割であり，嵌頓が解除されない場合は，尿路感染症や腎機能障害に進展する可能性もあるので，今後は泌尿器科でフォローしてもらうこととなった．

　研修医Aがベッドサイドでエコー画面を指し示しながら説明すると，患者さんの不安そうな表情がみるみる解けていった．当直医にとっては体にこたえる朝方の救急受診であったが，研修医Aはなんとも言えないやりがいを感じた．「エコーはただの診断装置じゃないんだ，もっと勉強してみよう」と心に誓ったのであった．

文　献

1）Chung WB：The ruptured abdominal aortic aneurysm--a diagnostic problem. Can Med Assoc J, 105：811-815, 1971（PMID：5162405）

2）Azhar B, et al：Misdiagnosis of ruptured abdominal aortic aneurysm：systematic review and meta-analysis. J Endovasc Ther, 21：568-575, 2014（PMID：25101588）

3）Rubano E, et al：Systematic review：emergency department bedside ultrasonography for diagnosing suspected abdominal aortic aneurysm. Acad Emerg Med, 20：128-138, 2013（PMID：23406071）

4）Preminger GM, et al：2007 Guideline for the management of ureteral calculi. Eur Urol, 52：1610-1631, 2007（PMID：18074433）

5）Coll DM, et al：Relationship of spontaneous passage of ureteral calculi to stone size and location as revealed by unenhanced helical CT. AJR Am J Roentgenol, 178：101-103, 2002（PMID：11756098）

6）Miller OF & Kane CJ：Time to stone passage for observed ureteral calculi：a guide for patient education. J Urol, 162：688-690, 1999（PMID：10458343）

Profile

多田明良（Akira Tada）

国吉・長谷毛原診療所
専門：総合診療
地域の診療所に来られる小さなお子さんから高齢の方まで年齢を問わず診療を行っており，どんな訴えでもまずは自分が受け止めるというスタンスでやっています．必要な医療にすばやくつなげるということも大事な役割の1つですが，そのためにエコーは大きな役割を担ってくれています．
将来何を専門にめざすのであってもPOCUSはきっと活躍してくれます．若い先生方にはぜひ習得してもらいたいと思いますし，そのために僕らもサポートします．

Point-of-Care超音波研究会とは

急性期診療やプライマリ・ケアでのエコーを主体とした，臨床応用および研究を進めるために発足した研究会です．対象は医師に限らず，研修医や看護師などPOCUSに興味をもっている医療関係者すべてで，会員の専門領域も多岐にわたります．年2回の研究会を開催し，各領域別ハンズオンや1dayセミナーなどPOCUSの魅力が詰まった内容を提供しています．ぜひご参加ください．

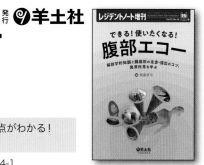

最終回

栄養管理のきほん

栗山とよ子（福井県立病院 内科主任医長・NST委員長）

第6回 腎不全を合併した患者の経腸栄養管理
～病期や血液検査値に応じた経腸栄養剤を選ぼう～

はじめに

　経腸栄養管理を中心に解説してきた本連載も，最終回となりました．今回は，腎障害を合併した患者さんの経腸栄養管理を考えていきましょう．腎障害は急性腎障害（acute kidney injury：AKI）と慢性腎臓病（chronic kidney disease：CKD）があり，いずれも栄養療法には特別な配慮が必要です．ただし両者の病態は異なっていて，栄養療法の方針も同じではありません．AKIでは原因疾患の治療を優先し，電解質異常がなければたんぱく質制限などの腎不全に基づく栄養管理は必要ありません（表1）[1]．一方CKDは，進行度や維持透析の有無によって栄養素や電解質の調整が必要です．CKDの患者数は年々増加傾向にあり，「エビデンスに基づくCKD診療ガイドライン2018」[2]によると，日本の推定患者数は1,330万人，さらにそのうち約33万人が維持透析を導入していることが報告されています．したがって，入院患者さんがCKDを合併していることは稀ではありません．

　CKD患者さんの栄養管理の目標は，腎不全に伴う代謝異常を防止・是正しながら，良好な栄養状態を維持することです．制限しすぎると栄養状態が悪くなり，逆に代謝能力を超えて過剰投与すると電解質異常や一部のミネラルの蓄積を引き起こしてしまいます．また経腸栄養で管理する場合，正確な病態の把握とそれに適した経腸栄養剤の選択がカギとなります．今回は，血液透析（hemodialysis：HD）を実施しているCKD患者さんが食道がんを発症した場合

表1 ● 急性腎障害患者の栄養管理[1]

	エネルギー量（kcal/kg/日）	たんぱく質量（g/kg/日）
腎代替療法を必要とせず，異化亢進状態にない場合	20～30	0.8～1.0
持続的腎代替療法を実施し，異化亢進状態にある場合		1.0～1.7

の栄養管理について，いつものように2年目の研修医O医師と，NST ChairmanであるK医師とのやりとりを通して考えていきましょう．

食道狭窄のために食べられないときはどうすればよい？

○医師：K先生，お疲れさまです．また，患者さんの栄養治療について相談させてください．食道がんの患者さんなのですが，食道狭窄のために十分に食べられず，入院までの2カ月間で体重が5 kg減少しています．腎不全きざみ食1,700 kcalを出していますが，3割食べるのがやっとです．これから化学放射線療法も実施して，そのあと陽子線療法も予定しているので，これ以上栄養状態が悪化しないようにしたいと思っています．どんな栄養管理をすればよいでしょうか．

K医師：腎不全きざみ食？ 年齢や体格，血液データ，治療計画など，もう少し詳しく教えてもらえますか？

○医師：50歳の男性です．身長170 cm，体重53 kg（平常時58 kg），血清Alb値は3.0 g/dL（2カ月前は3.6 g/dL）です．CKDを合併していて10年前から週3回血液透析を受けています．

K医師：治療前の段階で10％近く体重が減っていて，Alb値も下がっているのですね．治療がはじまると，抗がん剤の影響で食欲が落ちたり，放射線・陽子線治療で食道炎を引き起こしたりして，さらに食べられなくなることも予想されます．栄養状態が低下すると治療にも影響しますから，経口摂取の不足分を補う必要がありますね．

○医師：点滴を併用したほうがよいですか？

K医師：栄養輸液も効果的ですが，治療期間は1カ月以上に及ぶでしょう？ それに治療が終了した後も，しばらくは十分に食べられないと思います．食道以外の消化管に問題がないのであれば，**経腸栄養が第一選択です**．胃瘻の造設をお勧めします．

○医師：以前話題に上がった，**temporary gastrostomy**（一時的な胃瘻）ですね〔第3回（2020年12月号）参照〕．

K医師：そうです．頭頸部がんや食道がんで十分に食べられない患者さんには，とても有用な栄養投与ルートです．

○医師：この患者さんにとってはよい適応ですね．上級医と相談して患者さんに説明します．

K医師：それまでは，まず提供食を食べられる食種・量に変更して，液体の栄養補助食を追加しましょう．それに，経口だけでは必要な栄養を摂取できそうにないので，末梢栄養輸液を併用して低栄養が進行するのを防ぎましょう．

○医師：わかりました．病院食を600〜800 kcal/日に減らして，200〜400 kcal/日の栄養剤を追加します．栄養剤は何を使えばよいですか？

K医師：そうですね．維持透析中なので，たんぱく質含有量が多い方の腎不全用（当院採用ではリーナレン®MP）を使いましょう．

○医師：栄養輸液は，パレプラス®（またはビーフリード®）1,000 mL＋20％脂肪乳剤100 mLで問題ありませんか？

K医師：よいですよ．それだけで620 kcal，アミノ酸30 g，脂質20 g，グルコース75 gを投与できますね．以前は重篤な腎障害がある場合，パレプラス®やビーフリード®など標準的な組成

のアミノ酸を含む栄養輸液の投与は禁忌でしたが，2020年6月に添付文書が改定されて**維持透析患者は禁忌から除外されました**．中心静脈栄養輸液も同様です．ただしBUNや血清カリウムなどのモニタリングは心掛けましょう．脂肪乳剤は腎機能への影響がないので，積極的に使いましょう．

透析患者の栄養必要量の考え方は？

〜5日後〜

○医師：あれから食事を調整して栄養輸液を開始しましたが，摂食量はさらに減少してほとんど食べられなくなりました．2日後に胃瘻を造設する予定です．造設後はどの栄養剤をどれだけ使えばよいでしょうか？ 腎不全患者さんの経腸栄養管理を経験したことがないので，悩んでいます．

K医師：そうでしたか．まず，必要栄養量をきちんと算出してみましょう．透析患者では透析液に関連したサイトカインの影響で慢性的に代謝が亢進しています．**つまりストレス係数（stress factor：SF）が常に1.2程度ある**と推測されます．また，たんぱく質をはじめさまざまな栄養素が透析液中に喪失します．そういうわけで栄養状態が悪化するリスクが高く，透析患者の23〜76％に栄養障害があると報告されています[4〜6]．

○医師：代謝が亢進している分，十分な熱量が必要なのですね．たんぱく質は，腎不全があるので減らした方がよいですよね．ほかにも電解質などの制限が必要だと思いますが，具体的にはわかりません．何か目安がありますか？

K医師：「慢性腎臓病に対する食事療法基準2014年版」（表2）[3]があります．これは理想体重（IBW）を基準にしています．るい痩の患者さんでは過剰に見積もられてしまうので，私たちは，現体重とIBWのうち軽い方を使って当初の必要栄養量を算出しています．急な体重減少があった場合は平常時体重を使うこともありますよ．

○医師：たんぱく質や電解質の基準量は，ステージによってずいぶん違いますね．

K医師：CKD3a期までは健常者とほとんど変わりませんが，それ以降の保存期ではさまざまな制限が必要です．十分なエネルギーを確保しながら，たんぱく質は不可避たんぱく質喪失量程度（0.6〜0.8 g/IBWkg）に減量して，カリウム，ナトリウム，リンなどの電解質も減らす必要があります．

○医師：あれ，維持透析の有無によっても違いますね．

K医師：そうです．透析治療で腎臓の機能をある程度補ってくれるので，たんぱく質や電解質の制限は一部緩和されます．

○医師：今まで「腎不全」の病名があれば一律に制限が必要と思っていましたが，違いが理解できてきました．

K医師：それはよかったです．病名だけでステージも考えずに栄養素や電解質を制限した栄養管理をすると，逆に栄養状態を悪化させたり電解質異常を招くこともありますから注意しましょう．

○医師：この患者さんの場合はIBW 63.6 kgですが，急激な体重減少をきたしているので，平常時体重58 kgを使えばよいでしょうか．

K医師：それで算出しましょう．

表2 ● CKD ステージによる食事療法基準

ステージ（GFR）	エネルギー (kcal/kgBW/日)	たんぱく質 (g/kgBW/日)	食塩 (g/日)	カリウム (mg/日)
ステージ1 (GFR ≧ 90)		過剰な摂取をしない		制限なし
ステージ2 (GFR 60〜89)		過剰な摂取をしない		制限なし
ステージ3a (GFR 45〜59)	25〜35	0.8〜1.0	3 ≦ <6	制限なし
ステージ3b (GFR 30〜44)		0.6〜0.8		≦ 2,000
ステージ4 (GFR 15〜29)		0.6〜0.8		≦ 1,500
ステージ5（GFR < 15） 5D（透析療法中）		0.6〜0.8		≦ 1,500
	別表			

注）エネルギーや栄養素は，適正な量を設定するために，合併する疾患（糖尿病，肥満など）のガイドラインなどを参照して病態に応じて調整する．性別，年齢，身体活動度などにより異なる．
注）体重は基本的に標準体重（BMI = 22）を用いる．

ステージ 5D	エネルギー (kcal/kgBW/日)	たんぱく質 (g/kgBW/日)	食塩 (g/日)	水分	カリウム (mg/日)	リン (mg/日)
血液透析 （週3回）	30〜35[注1, 2]	0.9〜1.2[注1]	<6[注3]	できるだけ少なく	≦ 2,000	≦たんぱく質 (g) × 15
腹膜透析	30〜35[注1, 2, 4]	0.9〜1.2[注1]	PD除水量（L）× 7.5 ＋尿量（L）× 5	PD除水量＋尿量	制限なし[注5]	≦たんぱく質 (g) × 15

注1）体重は基本的に標準体重（BMI = 22）を用いる．
注2）性別，年齢，合併症，身体活動度により異なる．
注3）尿量，身体活動度，体格，栄養状態，透析間体重増加を考慮して適宜調整する．
注4）腹膜吸収ブドウ糖からのエネルギー分を差し引く．
注5）高カリウム血症を認める場合には血液透析同様に制限する．
文献3より引用．

○医師：そうすると，総エネルギー消費量（total energy expenditure：TEE）は1,900 kcal（33 kcal/kg），たんぱく質70 g（1.2 g/kg），脂質53 g（TEEの25 %），糖質286 gでよいですか？

K医師：よいと思いますよ．ちなみにHarris-Benedict式で計算すると基礎エネルギー消費量（basal energy expenditure：BEE）1,377 kcal，活動係数（active factor：AF）1.3，SF 1.2としてTEEは2,148 kcalとなります．いずれにしても十分な栄養投与が必要ですね．

透析患者には，どの栄養剤が適切だろう？

○医師：栄養剤は腎不全用を選べばよいですか？当院にはリーナレン®MPとリーナレン®LPの2種類がありますがどう違うのですか？

K医師：たんぱく質と食塩，リンの含有量が異なります．維持透析中なので，たんぱく質含有量が多いタイプの腎不全用栄養剤ではじめましょう．

○医師：とすると，リーナレン®MP（200 kcal/125 mL）10Pが必要ですね．このときの栄養量

表3 ● 本症例での胃瘻造設後の栄養投与例

	経腸栄養剤	末梢栄養輸液	熱量 (kcal)	たんぱく質 (g)	カリウム (mg)	食塩 (g)	リン (mg)
1日目	R-MP 1-1-1P	PP 1,000 mL IL 100 mL	1,220	51	960	2.9	520
2日目	R-MP 1-2-1P	PP 1,000 mL IL 100 mL	1,420	58	1020	3.2	590
3日目	R-MP 2-2-2P	PP 500 mL IL 100 mL	1,610	57	750	2.8	575
4日目	R-MP 2-3-2P	PP 500 mL	1,610	64	810	3.1	645
5日目	R-MP 3-3-3P	—	1,800	63	540	2.7	630
6日目〜	R-MP 3-3-4P	—	2,000	70	600	3.0	700

R-MP：リーナレン®MP，PP：パレプラス®，IL：20％イントラリポス®

は，えーっと，2,000 kcal，たんぱく質70 g，脂質56 g，糖質300 g，となって計算値とほぼ一致します．水分含有量は940 mLです．

K医師：さすがです．栄養計算にも慣れてきましたね．

○医師：おかげさまで何とか（笑）．投与計画はどうすればよいでしょうか．

K医師：活動性は高くて坐位保持もできるので，比較的早く増量できると思います．まず1P/1時間，1日3回投与からはじめて，モニタリングしながら連日増量して5日間かけて最終的に朝，昼に各3P，夕に4Pを投与して，合わせて10Pを維持量としましょう（表3）．

○医師：早く栄養状態を改善したいのに，はじめから全量を投与しないのはなぜですか？

K医師：途中で電解質をチェックしたいのと，不十分な栄養管理が数カ月以上続いた後なので，リフィーディング症候群〔第4回（2020年1月号）参照〕を避ける意味もあります．

○医師：なるほど．慌ててはいけませんね．追加水は必要ありませんか？

K医師：栄養剤の水分量とフラッシュ分を合わせると1,000 mL/日程度＝17 mL/kgですよね．脱水徴候に留意する必要はありますが，追加はしなくてもよさそうです．

経過中に血清電解質が低下した！ どうすればよい？

～2週間後～

○医師：リーナレン®MPを維持量まで増量して問題なく投与していますが，昨日の血液検査でナトリウム，カリウム，リンが正常下限以下に低下していました．なぜでしょう．

K医師：栄養剤に含まれる食塩，電解質の量を計算してみてください．

○医師：えーと，食塩が3.0 g相当，カリウム600 mg，リン700 mgです．

K医師：この間，お話しした基準（表2）と比較しても少ないですよね．患者さんによっては低下することが予想されます．

○医師：どうすればよいでしょうか．

K医師：一部を標準組成のものに変更しましょう．

○医師：え，透析患者さんに標準組成の栄養剤を使ってもよいのですか？

K医師：もちろんです．患者さんの状態をよくすることが栄養管理の基本ですから．それに両者を併用したほうが，腎不全用栄養剤単剤より電解質が正常に保たれ，栄養治療効果も高いことが報告されています[7]．

○医師：そうなのですね．どの栄養剤を選べばよいでしょうか．

K医師：水分制限を考えて，1.5 kcal/mLのCZ-Hi1.5（300 kcal/200 mL）を使いましょう．まずは1回分のリーナレン®MP 3PをCZ-Hi1.5 2Pに置き換えます．そうすると熱量は同じで，それぞれタンパク質9 g，カリウム720 mg，食塩0.46 g相当，リン242 mgずつ増えます．定期的に電解質をモニタリングして，正常範囲内に維持できるよう調整します．

○医師：2種類の栄養剤を混ぜて投与してもよいですか？

K医師：ダメです．以前話したように，各栄養剤は塩析などの配合変化や凝集を起こさないよう，独自に成分を調整して安定を保っています〔第3回（2020年12月号）参照〕．種類の違う栄養剤は混ぜるべきではない，と思っていてください．

○医師：そうでした，わかりました．

退院後はどの栄養剤が適切だろうか？

～さらに3週間後～

○医師：先生，1回分をCZ-Hi1.5に替えてから，電解質も正常範囲内で経過しています．治療が終わって自宅に退院する予定ですが，食道炎の痛みが続き水分も十分にとれないので，当分胃瘻からの栄養管理が必要な状態です．退院後も今の栄養剤を続ければよいですか？

K医師：うまく調整できてよかったですね．このまま同じ栄養剤を続けたいところですが，今投与している栄養剤は食品なので，費用負担が問題です．今の栄養剤はひと月にざっと60,000円かかりますね．

○医師：そんなに？！…ご本人に話してみますが，難しいかなあ．

K医師：多くの患者さんには負担が大きくて難しいと思います．その場合は1回分ずつ医薬品に置き換えて，血清電解質（特にカリウム，リン，ナトリウム）を調整してから退院したほうが安全です．

○医師：医薬品なら濃縮タイプのエンシュア®・H（375 kcal/250 mL）でしょうか．

K医師：そうですね．医薬品栄養剤はすべて標準組成なので電解質の含有量はほぼ同等ですが，たんぱく質含有量が比較的少ない点は，CKD患者さんに有利だと思います．少量ずつ置きかえて，最終的にエンシュア®・Hを5缶/日に変更すると1,875 kcal，たんぱく質66 g，食塩3.8 g相当，カリウム2,800 mg，リン1,000 mgになります．食塩，リンは基準の範囲内ですが，カリウムは上限を超えるので血中濃度をチェックして，必要ならカリメート®散などの血清カリウム抑制剤で調整しましょう（表4）．

○医師：わかりました．患者さんは活動性が高いので，医薬品の半固形状栄養剤を使ってもよいでしょうか？

K医師：半固形状栄養剤は短時間で投与できるので便利ですよね．ただし1,800 kcal（300 kcal/P×6P）を投与すると，栄養剤だけで水分量が1,368 mLになってしまいます．一方エンシュア®・Hの水分量は5Pで970 mLです．フラッシュ分の水も必要なので，水分制限のある透析

表4 ● 本症例での退院に向けた経腸栄養剤の調整例

	経腸栄養剤	熱量 (kcal)	たんぱく質 (g)	カリウム (mg)	食塩 (g)	リン (mg)
入院時維持量	R-MP 3-0-4P 1.5CZ-Hi 0-2-0 P	2,000	79	1,320	3.5	942
1日目	R-MP 3-0-4P エンシュア®・H 0-1-0 缶	1,775	62.5	970	3.9	690
2日目	R-MP 0-0-4P エンシュア®・H 1-1-0 缶	1,550	55	1,340	2.7	680
3日目	R-MP 0-0-3P エンシュア®・H 2-1-0 缶	1,725	62.6	1,830	3.2	810
4日目〜	エンシュア®・H 2-1-2 缶	1,875	67.5	2,750	3.8	1,000

患者さんにとって医薬品の半固形状栄養剤は水分過剰になってしまいます.

○医師：なるほど，わかりました！

最終回によせて〜適切な栄養管理をめざそう！

○医師：は〜．今まで深く考えず栄養剤を選んでいましたが，栄養組成だけではなく電解質や水分量まで知っておく必要がありますね．それから退院後の状況や費用負担など，多方面から考えないといけないことを痛感しました.

K医師：そうです．栄養管理はそれほど簡単ではないのです．でも，基本をしっかり押さえておくと，どんな病態の患者さんにも対応できます．栄養管理の正しい知識と患者さんへの優しい気持ちがあれば，おのずと適切な栄養管理につながるはずです.

さらに栄養管理の知識を深めたい皆さんへ

6回にわたって経腸栄養管理方法を軸に，基本的な栄養管理方法の考え方，具体的な投与方法，合併症への対応，そして特殊な病態下での注意点などについて，お話ししてきました．栄養管理はすべての患者さんに必要な医療行為であり，医師の基本的な診療項目の1つですが，残念ながら医学教育に栄養管理の単元はなく，したがって知識も興味もない医師が多いのが現状です.

今回の連載を通して栄養管理の重要性を認識して，患者さん1人ひとりのよりよい栄養管理につなげることができれば，筆者としてこのうえない幸せです．ただ，栄養管理は広範囲で奥が深く，また病態によるバリエーションも多彩であり，伝えきれなかったことが山ほどあります．それを補うために必携の1冊として『静脈経腸栄養ガイドライン第3版（日本静脈経腸栄

養学会/編)』を強くお勧めします．静脈栄養，経腸栄養管理の基本や各種病態別栄養管理はもちろん，カテーテル管理，感染対策まで栄養管理全般を網羅しています（筆者は委員の1人として作成に参加し，そのときの経験は後の栄養管理実践の大きな財産になっています）．Q＆A方式の推奨文と詳しい解説で構成され，具体的で理解しやすく，栄養管理全体の指針として現時点ではこの本に優る書籍はないと思います．膨大なエビデンス集でもあり，栄養管理にそれほど精通していない研修医にとっても臨床の現場で栄養管理に悩む場面で，確実な道しるべになるはずです．

文 献

1 ）AKI（急性腎障害）診療ガイドライン作成委員会：AKI（急性腎障害）診療ガイドライン2016．日本腎臓学会誌，59：419-533，2017
　　https://cdn.jsn.or.jp/guideline/pdf/419-533.pdf

2 ）「エビデンスに基づくCKD診療ガイドライン2018」（日本腎臓学会/編），東京医学社，2018

3 ）「慢性腎臓病に対する食事療法基準2014年版」（日本腎臓学会/編），東京医学社，2014
　　https://cdn.jsn.or.jp/guideline/pdf/CKD-Dietaryrecommendations2014.pdf

4 ）Marckmann P：Nutritional status of patients on hemodialysis and peritoneal dialysis. Clin Nephrol, 29：75-78, 1988（PMID：3258799）

5 ）Bergström J & Lindholm B：Nutrition and adequacy of dialysis. How do hemodialysis and CAPD compare? Kidney Int Suppl, 40：S39-50, 1993（PMID：8445837）

6 ）Cianciaruso B, et al：Cross-sectional comparison of malnutrition in continuous ambulatory peritoneal dialysis and hemodialysis patients. Am J Kidney Dis, 26：475-486, 1995（PMID：7645556）

7 ）Gretz N, et al：Tube feeding in patients suffering from renal failure.「Nutritional treatment of chronic renal failure（Topics in renal Medicine 7）」（Giovannetti S, ed), pp339-342, Springer, 1989

栗山とよ子（Toyoko Kuriyama）

福井県立病院 内科主任医長・NST委員長
卒後5年目に栄養管理の面白さに目覚め，それ以来栄養管理の奥深さと複雑さを実感しつつ，おもに経腸栄養・静脈栄養が必要な入院患者さんの栄養管理に携わっています．この連載を通して得られた知識が，患者さんの適切な栄養管理につながることを願っています．

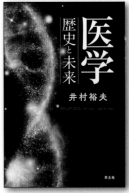

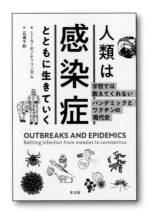

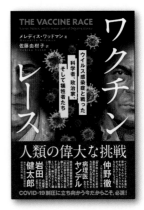

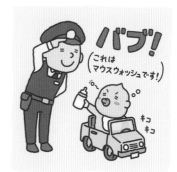

こんなにも面白い 医学の世界
からだのトリビア教えます

へぇ そうなんだー

中尾篤典
（岡山大学医学部 救命救急・災害医学）

第78回 マウスウォッシュでアルコール中毒！？

　アメリカ海軍の30歳の兵士が，独り言やテレビの前で踊りだす，ライフルにキスするといった異常行動を突然しだしたそうです．軍医の診察を受けたところ，重度のうつ病やPTSDといった精神疾患が疑われました．しかし，その後も，不穏や，周囲に攻撃的になって暴れ，拘束されて鎮静剤を投与されるといったことを起こしていました．そこで，この兵士はもともとアルコール依存で治療歴があったことから，うつ病やPTSDではなくてアルコール摂取か離脱症状が疑われ，後に判明したアルコールの血中濃度は150 mg/dLとアルコール中毒と診断されるほぼ2倍の高値を示していました．もちろんのことですが，軍隊ではアルコールや薬物の使用などは禁じられています．どのようにアルコールを摂取したのか厳しく追及した結果，マウスウォッシュが原因であることがわかりました．周囲の人たちはミントの香りには気づいていましたが，まさかマウスウォッシュを飲むことでアルコール中毒になるとは，軍医も驚いたことでしょう[1]．

　実は，マウスウォッシュには差こそあれアルコールを高濃度に含むものがあり，子どもの急性アルコール中毒の原因として注目すべきとされています[2]．事実，2歳9カ月の幼児が，約300 mL（18.5％エタノールを含む）のマウスウォッシュを飲んだ後，意識障害で搬送されています．アルコールの血中濃度は306 mg/dLと高値で，胃洗浄や輸液をして回復しました[3]．日本でも日本小児科学会が出しているInjury ReportのNo.073にマウスウォッシュを飲んで構音障害とふらつきを訴えた2歳の男児の例が紹介されており，決して珍しい話ではありません[4]．最近はアルコールを含まないマウスウォッシュも多く発売されていますが，容易に購入できる点で意外と盲点だったりします．

　ちなみに「マウスウォッシュをして飲酒検問を受けたらどうなるのか？」という素朴な疑問があります．これは，実際に検証されていて，数分以内であれば，呼気中でかなり高い数値が出るようです．いくら説明をしても現場の警察官が許してくれるかどうかはわかりません．

文 献

1)　McLay R, et al：Intoxication with mouthwash presenting as psychosis and delirium in a combat theater. Mil Med, 174：828-831, 2009（PMID：19743738）
2)　Khan F, et al：Overlooked sources of ethanol. J Emerg Med, 17：985-988, 1999（PMID：10595884）
3)　Weller-Fahy ER, et al：Mouthwash: a source of acute ethanol intoxication. Pediatrics, 66：302-305, 1980（PMID：7402817）
4)　日本小児科学会　Injury Alert（傷害速報）「No.073 エタノールを含有する洗口液の誤飲による中毒」：https://www.jpeds.or.jp/modules/injuryalert/index.php?did=95

Dr.ヤンデルの勝手に索引作ります!

通読できるように作られた医学書の索引を、市原が勝手に作り直して遊びます。

市原 真

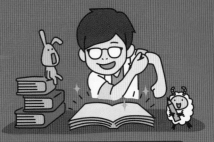

第5回

腹痛の「なぜ?」で勝手に索引!

今回のお題本

腹痛の「なぜ?」がわかる本

腹痛を「考える」会／著

- 定価（本体 4,000円＋税）　A5 判
- 266頁　医学書院

千鳥のノブの持ちネタに、「クセがすごい」というツッコミがある。ノブはいつでもこの業物を帯刀し、鯉口を斬った状態で大悟と対峙して、ここぞというタイミングで一閃して爆笑を生み出す。CMにまで用いられる鉄板ネタであり、聞いたものをみな納得させてしまう強度のあるツッコミだ。

実際のところ、私たちはみな、クセやアクが強いものを心のどこかでひそかに探して愛でているのだと思う。少しの後ろめたさと、背徳の快感と共に。そうでなければ「クセがすごい」という極めて短いツッコミが、これほど多彩なニュアンスを持って私たちの心に飛び込んでくることはないだろう。

ここで、「いや、ちょっと待って、私は某病理医とは違って、クセとかアクみたいな気持ち悪いものを愛でる趣味はないよ」と反論する人もいるかもしれない。でも、そのセリフがすでに、私とあなたの違いを認識して区別しようと試みている。彼我の輪郭を重ねて、差異の部分に色を塗って指摘することは、互いの**「クセ」**を探すことと同じだ。クセと言って伝わらないのであれば、**逸脱**、**違和**、あるいは**差延**と呼んでもいい。

私たちはクセが気になってしょうがない。

さて、今月のお題本。前置きでピンときた人もいるだろうけれども「クセがすごい」。最近SNSで流行っているような、日記に毛の生えた程度のペラッペラなネット記事ばかり読んでいると、本書の刺激は強烈だ。目が覚める。背筋が伸びる。これが知性だよなあってため息が出る。こだわり、個性、こってり高カロリー。鋭利なアイスピックで氷を砕いていたら全部溶けちゃいました、っていうくらいの念入りな掘り返し。私はこういう本が死ぬほど好きだ。ただし本当にしんどい読書であった。**完読したことでシナプスが5,000個くらい死んだと思う**。それくらい脳に負荷がかかる楽しい読書体験。仮に、医学部の4年目くらいに本書を読了しておけば、その後確実に「東大王」みたいな医者になれるだろう、すなわち若干のキモさと潤沢な若さで周りのおじさんを魅了するタイプの医者に。

今回の「勝手に索引」を見ていただこう．いつものように，Webでは完全版を公開．前回も長かったが今回も長いぞ．本項では，一部を抜き出して説明する．

▼第5回 完全索引

🐰 市原のオリジナル索引①

読み	項目	サブ項目	掲載ページ
たいよう	太陽神経叢	——	16
		エコーで腹腔動脈を同定し，そのまま動脈周囲の——をプローベで圧迫	168
だしんつ	打診痛は左手をゆっくりと腹腔内に押し込んでから左手の指先を右手指で叩くと陽性所見が出やすくなる		46
たんせき	胆石症	「——に特有の圧痛点は第12胸椎体の右縁から外側2〜3横指の位置にある」	160
		——で多彩な圧痛点を生じるのはなぜか	164
		——では例外的に関連痛を右側に自覚することが多い	164
たんせき	胆石症の右肩への放散痛を考える		157
たんせき	胆石発作では「右肩への放散痛」が有名であるが，なぜこれが生じるのかを考えてみたい		157

本書は痛みのメカニズムを妥協せずに追い求める本だ．タイトルに「腹痛」とあるから，たいていの読者は「まあ腹部疾患の症候論を語るんだろうな」と予想して読み始めると思うが，それだと推測の「方向」は合っているのだけれど「程度」が期待をはるかに超えてくるのでびっくりすることになる．数多の類書と比べても，1つの命題に対する思索が長くてしつこい．往年の名作『スラムダンク』で河田弟がダブルクラッチを決める際に，ブロックに飛んだ桜木花道の滞空時間を見て「あれ……まだいる」とつぶやいたシーンを思い出してほしい．今のはすばらしい例えだった，読者は全員よくわかったと思う．

🐰 市原のオリジナル索引②

読み	項目	サブ項目	掲載ページ
かんれん	関連痛	内臓の痛みを皮膚（体表面）の痛みとして感じている	10
		性状は一般に鋭く，比較的限局している	10
		腹部以外に感じられる——を放散痛と呼ぶ	10
		消化管の腹痛を感じる部位（個人的には「——」だと思う）	21
		「片側の——は消化管以外から」と考えると嵌まる	102
		泌尿器・生殖器の——を考えるうえで，この論文に出会えたのは天佑だ	126
		腹腔動脈および上腸間膜動脈が支配する臓器の——は全て「心窩部痛」になりうる	181
		痛みのある場所の皮膚と皮下組織を優しくつまんで痛みが強くなれば——，変わらなければ体性痛	188
		——の中枢説と末梢説	200
		——は，「1つだけの臓器は正中，左右2つある臓器は片側に現れる」	212
		男女ともに生殖器と泌尿器は神経を共有していると考えると——を理解しやすくなる	216

胆石の痛みがなぜ右肩に放散するか？知ってるヨ，要は関連痛だろ，なんて甘っちょろい気持ちで本文を読んでいると，ドカンとぶつかる．なにせ，「**関連痛**」だけでこれだけのサブ項目を抱える教科書だ．

痛みをどうパターンに分けて診断するか，痛みにどう対処して「手当て」するか．そういった「研修医が基本的になんらかのかたちで必ず勉強する内容」を網羅的に書かれた本ではない．それ以前の部分，もっとプリミティブな命題．「なぜこういう痛みが成立するのか？」という，症候学や疾病学のコアの部分を突き詰めた議論．正直，盲点である．だから，じっくり読む．

「うっ，なるほど，そこはあんまり考えたコトなかったなあ」

ほとんど毎ページのように，口の中でこのような言い訳をブツブツ呟くことになる．

本書のネットリとした思索のうねりを支えるのは，序盤の「準備運動」の部分だ．見たことはあるけれど覚える気がしなかった神経配置，デルマトーム，関連痛について，武器だという事は知っていたけれど，「ここまで研がないと斬れない刃物だったのか（これだけ錬磨すれば使えるよなあ）」という感想がおのずと出てくる．神経解剖学と痛みの伝わるメカニズムにまっすぐ向き合おう．骨太でけっこう大変だ．学生時代に神経生理を寝て過ごした方（例：私）にとっては正直苦痛かもしれない．しかし，ここでふんばれ！本書のルールを体に取り入れろ，そうすると本書の中盤以降は楽しくてしょうがない．

🐰 市原のオリジナル索引③

読み	項目	サブ項目	掲載ページ
たんのう	胆嚢炎の腹痛を考える		154
ちゅうい	注意をそらすような痛みのある損傷		28
ちゅうす	虫垂炎	——の疼痛刺激伝導路	8
		——は管腔の閉塞から始まる	14
		——は「心窩部痛」か「臍周囲痛」か	15
		——で痛む場所は患者によって心窩部と臍周囲に分かれ ることに気づいた	16
		——の疼痛刺激伝導路	19
		虫垂の内腔が拡張していないため関連痛に乏しく，体性痛が初発症状となった——	66
		一般に腸間膜リンパ節炎は——と似ているといわれるが	70
		——の典型例は本当に教科書の記述どおりだが，非典型例はどこまでも非典型な経過を辿る印象がある	72
		——の初期に「漠然とした不快感」として内臓痛を感じるのに似ている	182
ちゅうす	虫垂炎と憩室炎の腹痛を考える		62
ちゅうす	虫垂炎の関連痛を考える		14
ちゅうす	虫垂炎の体性痛を考える		20

印象深いのは本書の随所に認められる「○○を考える」というサブ項目タイトルの数々だ．虫垂炎の「こと」，胆嚢炎の「こと」，腹部診察の「こと」を覚えるのではなく，あくまで「虫垂炎を考える」，「胆嚢炎を考える」，「腸間膜リンパ節炎の腹痛を考える」というアイキャッチ．えっ，腸間膜リンパ節炎の腹痛を考えるって!? ギョギョッ，そんな思考をしたことがない……．

🐰 市原のオリジナル索引④

読み	項目	サブ項目	掲載ページ
さくじょ	削除されている（なぜだ）		83
さゆうか	左右片側の間欠痛や断続痛は消化管以外から考えるのが地雷回避法		35
さゆうさ	左右差のある非持続痛は消化管疾患以外から考える		212
しあつと	指圧という治療のオプション		132
しあつは	指圧はナゼ効くのか		136
しきゅう	子宮留膿腫の腹痛を考える		239
じぞくつ	持続痛	膵臓は実質臓器なので疼痛は関連痛・体性痛ともに——が原則	184
		管腔臓器由来の腹痛が——であれば体性痛を意味する	192
じぞくつ	持続痛とは痛みの強さに「波がない」ものを指す		4
しどうい	指導医モドキ		190

筆者は救急現場で働いていた時代が長いそうだ．執筆のベースにあるのは豊富な臨床経験．血の通った臨床の筋道．クリニカルクエスチョンの深度．なのに，これまでの救急医の本とはどこか違う雰囲気が感じられる．

特筆すべきは，文章の端々に垣間見える，今や古典と称されるような「旧仮名遣い時代の文献」を引用した考察の数々だ．「温故知新」という額装された四字熟語が脳に攻め込んでくる．いったい誰なんだこの著者は．調べてもわからなかった．それもそのはず，本書は「匿名」で書かれているのだ．そ，そ，そんな医学書，ありえる？ クセがすごい！ 自然と笑みがこぼれる．

福井大学名誉教授の寺澤秀一先生が，帯だけではなく本文にも「顔写真つき」で掲載されている理由を考える．邪推に過ぎないが，「著者をマスクした医学書」をどう編集したらいいものか，医学書院も迷ったのではないか．まったく楽しいことをする．唯一無二の本だ．

> 「いわゆるappendicitis normalisと呼ばれていた病態は，自然整復された精索捻転ではなかろうか」
> 「軽度の内臓痛は痛みではなく膨満感や消化不良に似た症状として自覚される」
> 「左右片側の間欠痛や断続痛は消化管以外から考えるのが地雷回避法」
> 「指圧はなぜ効くのか？」

これらを"tips"ととらえてしまってはダメであろう．日常のルーティンで「なぜかは知らんけどそういうものなんだよ」と通り過ぎてしまいがちな，メカニズムに関する疑問や発見を，素通りせずにきちんと文章にするということ．それを，匿名でやるということ（笑）．

🐰 市原のオリジナル索引⑤

読み	項目	サブ項目	掲載ページ
ひだりて	左手は添えるだけ		45
ひっしゃ	筆者	すべての管腔臓器は閉塞→拡張により最初に腹痛を生じ，のちに嘔気嘔吐を生じるというのが——の持論である	22
		はたして——は正確に診断できたのだろうか？	114
		——は膝を痛めて走れない	178
ひにょう	泌尿器科領域の神経分布を考える		122

> 「はたして筆者は正確に診断できたのだろうか？」

知 ら ん が な　お 前 は 誰 だ（笑）

思わず紙面にツッコんでしまう．でも，スナップを利かせた右手がそのまま宙を舞う．「この問いかけができる本ってやっぱり強いよなあ……」．

◆　◆　◆

今月は以上．至高の名著だ，ぜひ心して読んで欲しい．よかったら索引の完全版も見て欲しい．担当編集者のスーさん（あだ名）は，だいぶがんばって項目のチェックをしてくださった，ぼくがあまりに長文の項目を蛍光ペンで塗りまくるのでデザインも大変だったろう．力作．

最後に，私が今回本書を連載に取り上げるにあたって，1つだけ懸念していたことを付記しておく．それはほかでもない，本書の前書きにあるこの一言だ．

> 「ところで，筆者は医学生や初期研修医にはこの本を勧めない」．

うっ，これ，レジデントノートの連載なんだけどな……まあいいか……．

詳細は前書きを読んでいただきたいのだが，匿名著者の言いたいことはよくわかる．それでも，「レジデントノートの隅々にまで目を通すような初期研修医」はどのみちタダモノではないから大丈夫だと思う．かまうもんか，読んで味わえ．

　そうだ，言い忘れていた．著者は現在病理医だそうだ．心の叫びを止められない．「クセ……！」

Profile

市原　真（Shin Ichihara）
JA北海道厚生連 札幌厚生病院病理診断科 主任部長

twitter ： @Dr_yandel
略　　歴： 2003年 北海道大学医学部卒業，2007年3月 北海道大学大学院医学研究科 分子細胞病理学
　　　　　博士課程修了・医学博士
所属学会： 日本病理学会（病理専門医，病理専門医研修指導医，学術評議員・社会への情報発信委員会
　　　　　委員），日本臨床細胞学会（細胞診専門医），日本臨床検査医学会（臨床検査管理医）

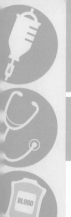

Step Beyond Resident

第207回

研修医は読まないで下さい!?

研修医はこの稿を読んではいけません.
ここは研修医を脱皮？した医師が, 研修医を指導するときの参考のために読むコーナーです. 研修医が読んじゃうと上級医が困るでしょ!

高齢者の転倒 Part1
〜なんで転んだの？〜

福井大学医学部附属病院総合診療部　林　寛之

真実は1つ…じゃないこともあるのが高齢者？

　昨今の救急医療はとにかく高齢者医療とほぼ同等と思われるくらい高齢者搬送が多い. 単なる医学的問題だけではなく, 社会的精神的生理的要因が複雑に絡まって, 教科書通りにいかないのが当たり前となっている. 遠くに住む親族の医療関係者がいるというだけで, そ

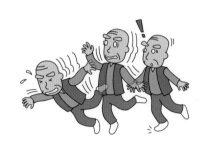

りゃもうハイ…. あ, 筆者もハイリスクなんだ！ また高齢者のバランスの崩しやすさは想像以上で, ちょっとしたことでスローモーションのように倒れこむ. すると骨折してしまい, 救急に担ぎ込まれるわけだが, なかには何らかの疾患が先行して転倒する場合がある. そんな治しうる原因をしっかり見極めないと, 入院した後でとんでもないことになってしまうので, 常に「どうして転んだの？」と問いかける姿勢をもちたいね.

 患者A　86歳女性　　　　　　　　　　　　　右大腿骨転子部骨折

　患者Aが右股部痛を主訴に救急搬送されてきた. いつもはH病院にかかりつけらしいが, 救急隊が受け入れを要請したところ断られたという. 救急車の受け入れ拒否が社会問題となる今でもこんなことがよく起こっているのに対して, 心を平静にして頑張る研修医Mの態度はすがすがしかった. X線では右大腿骨転子部骨折を認め, 入院することになった.

　研修医Mがどうして転倒したのか聞いたところ, 患者Aは『つまずいた』という. 今ひとつ要領を得ないが, 認知症傾向だからだろうと思っていた. そこへ上級医Tがやってきておもむろに患者Aに問いかけた.

　上級医T「どうして転んだんですか？ 転んだときのことを教えてください」
　患者A　「あー, 痛い. つまずいたんじゃ」
　上級医T「何をしていて, つまずいたんですか？ どんなふうに, どこにつまずいたのか教えてください」
　患者A　「知らん」
　上級医T「知らんとはどういうことですか？『あー, しまったぁ』って, 足をどこかに引っ掛けたのではないんですか？」
　患者A　「知らん. つまずいたと思うんじゃ」

上級医T「思う？ あれ，それはおかしいですね．もしかして，よく覚えてないんですか？どうしてつまずいたと思ったんですか？」

患者A　「気がついたらもう右足が痛くて痛くて，家のもんを呼んでもだーれも返事してくれなかったし，もうどうしようかと思って，誰かが帰ってくるまで待つしかなくて，それでも這って移動したんですわ…（とドンドン話が逸れていく）」

上級医T「（根気強く）ということは，気がついたら倒れていたということですか？どこまで覚えていますか？」

患者A　「ベッドの横に立ったはずじゃったんじゃが…」

上級医T「M先生，すぐに失神の精査をしましょう」

研修医K

「いや，まいりました．お嫁さんに確認したら4日前に腰を痛めて，ずっと寝込んでいたらしいんです．そして立ち上がったものだから失神したようです…深部静脈血栓症と肺塞栓がありました．ま，考えてみれば納得の病歴ではあるんですが…どうしてT先生はそんなにうまく病歴がとれるんですか？ このまま入院させていたら，整形外科病棟で死亡していたかもしれないと思うと，ぞっとしますね」

「なんで転んだの？」…真実を追求すべし！

　65歳以上の32％が転倒し，15％は2回以上転倒し，80歳を超えると半数が転倒する（N Engl J Med, 319：1701-1707, 1988／J Bone Miner Res, 13：1932-1939, 1998）．転倒で救急受診した高齢者の1/3は再度転倒，運動機能低下，QOLの低下を経験することになる．救急受診患者の10〜15％は高齢者の転倒で，55.6〜58.6％が介護施設に入所する羽目になっている．そして，15.6〜17.4％の高齢者が30日以内に再度転倒してしまう（Clin Epidemiol, 10：1627-1637, 2018）．確かに高齢者が転んでけがをしたという救急搬送は実に多いよね．スローモーションのように，転ばなさそうで，よろよろと最終的にやっぱり転ぶ．介護が必要になった原因として認知症が24.3％，脳血管障害が19.2％，骨折・転倒が12.0％であった（2019年の国民生活基礎調査）．やっぱり転んだらダメなんですよ！ 高齢になればなるほど転倒による死亡リスクは上がるって当たり前っちゃぁ当たり前なんだけどね（JAMA, 321：2131-2133, 2019）．

　認知機能も低下し，眼もうまく見えず，あちこち痛くて，体も硬く，筋力がないものだから，ちょっとしたことで倒れそうになっても，うまく踏ん張りが利かないんだよねぇ．転倒しやすい原因は多岐にわたり，加齢による生理的問題も多い（図）．夜中にトイレに行こうとして慌てたら，ふらついて転んだなんてよくある話じゃないか．

　高齢者の場合，患者本人がテキトーに答える場合も多く医療面接は難しい．転倒患者の場合，主訴が全身倦怠の場合や利尿薬使用は重篤な合併症と関連があった（Am J Emerg Med, 34：1394-1399, 2016）．全身倦怠って主訴，いったい何なんだぁと思う気持ちはよくわかるよ．だからこそ，**ありありと再現ビデオをつくるように**医療面接していこう．患者に話を聞く際に，自分で症状や受傷機転を形態模写などして再現することは役に立つ．周囲の目など気にせず，プライドは捨てて大げさにありありと症状を再現して見せてみよう．それを見て高齢者

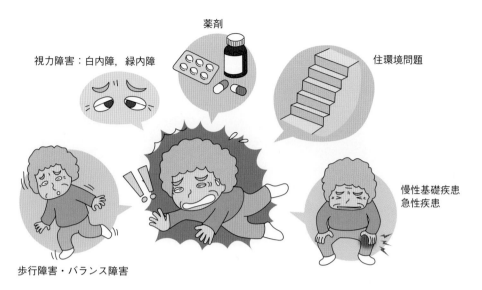

視力障害：白内障，緑内障

薬剤

住環境問題

歩行障害・バランス障害

慢性基礎疾患
急性疾患

図　高齢者の転倒原因

は「ハッ」と思い出してくれることも多いんだから．医療者にとって演技力は大事だよ．高齢者や家人の話は，**Dr. 林の「ハーフ&ハーフ理論」で乗り切ろう．話を半分信じて，半分疑う．曇りなき眼で聞きつつ，すぐに納得せず，納得するまで話を聞き出すのが肝心だ．**

　転倒の原因は必ずしも1つとは限らない．真実は1つ…じゃなくて多要因が絡んでくる．視力や住環境のリスク以外に，薬剤の影響もある．Parkinson病や長期糖尿病では自律神経失調をきたしてくる．加齢によるサルコペニアやフレイル，認知症の場合も転倒しやすい．脳血管障害の既往，慢性○○不全（心，腎，肺，肝），慢性関節リウマチなどの整形外科疾患では歩行がおぼつかなくなる．低栄養や代謝性疾患でも感覚障害やバランス障害を生じる．

　しかし，急性疾患の見逃しは御法度だ．「どうして転んだのか」…もし意識を失っていた場合は，失神が先行したことになる．特にくり返す場合は，失神の可能性が高い．失神の原因を検索せずに，骨折や外傷のみに気をとられていると，痛い目に合うのは火を見るより明らかだ．**プロとしては「どうして転んだのか」にこだわろう！　認知症等により病歴がとりにくいときは，失神が先行したものとして対処すべし．**

　転倒の原因を表1に示す．Dr. 林の「DOCIN！：ドシン！（転倒した音）」と覚えよう！　このなかでは感染症や薬剤による転倒，食後失神の関与は多い．**見逃すと直接生命を脅かすのは，心血管性失神と起立性失神，中枢性疾患なので，ゆめゆめ見逃すことなかれ．ここで威力を発揮するのは4種の神器：採血，心電図，超音波，画像診断（CT・MRI）だ**（表2）．

　心血管性失神は特に死亡率が高いので見逃したくない．心房細動は単独で失神（OR 1.88）や転倒（OR 1.19）のリスクになる．**なかでも大動脈解離や肺血栓塞栓症は見逃しやすいので注意されたい．**みんな心電図や心エコーはするんだけどねぇ…．

　特に「横隔膜の上下に痛みがあったら大動脈解離」「首の上下に痛みがあったら大動脈解離」を疑うべし．**失神で来院する大動脈解離では12〜80％は痛みを訴えない**（Mayo Clin Proc, 79：1252-1257, 2004／Circ J, 75：59-66, 2011）．一方，**痛みのない大動脈解離（6.4〜12％）では失神，脳梗塞，急性心不全で来院することが多い**（J Cardiol, 58：287-293, 2011／Mayo Clin Proc, 79：1252-1257, 2004／J Emerg Med, 15：859-867, 1997）．したがって，

表1 高齢者の見逃してはいけない転倒原因検索 〜Dr.林の「DOCIN！」

D	Drug	薬剤	鎮静薬，睡眠薬，筋弛緩薬，降圧薬，NSAIDs，抗アレルギー薬，抗うつ薬，抗コリン薬，α遮断薬，QT延長症候群をきたす薬剤（QT延長薬）など
O	Orthostatic syncope	起立性低血圧	**出血，貧血，脱水，薬剤，感染症**
C	Cardiovascular syncope	心血管性失神	**心臓：不整脈，QT延長症候群（薬剤），心筋梗塞**，心不全，大動脈弁狭窄症，肥大型心筋症，肺高血圧症など
			血管：大動脈解離，肺血栓塞栓症
I	Infection	**感染症**	肺炎，尿路感染，胆道系感染，ウイルス感染など
N	Neurally mediated syncope	神経調節性失神	血管迷走神経反射性失神，食後失神，状況失神，頸動脈洞過敏症など
		自律神経失調	糖尿病，Parkinson病，Shy-Drager症候群など
	Neurological	中枢性疾患	TIA，SAH，脳出血，脳梗塞，Wernicke脳症など

TIA：transient ischemic attack（一過性脳虚血発作），
SAH：subarachnoid hemorrhage（くも膜下出血）

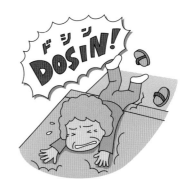

表2 高齢者転倒検索の4種の神器

採血	貧血の有無，CRP，電解質異常，蛋白（低栄養）
心電図	不整脈（房室ブロック，心房細動，洞不全症候群，WPW症候群など），心筋梗塞，QT延長症候群（特に薬剤性），Brugada症候群，不整脈源性右室心筋症
超音波	心筋梗塞（壁運動低下），肺血栓塞栓症（右室拡大），大動脈解離（flap），心不全，大動脈弁狭窄症など
CT	大動脈解離，肺血栓塞栓症，くも膜下出血，脳出血，慢性硬膜下血腫など
MRI	脳梗塞，TIA

「原因不明の失神を見たら大動脈解離を想起する」「血圧の低い脳梗塞を見たら大動脈解離を想起する」というpearlを肝に銘じておこう．これを覚えておくだけでも，将来あなたの診る患者さんは恩恵を得ることができるだろう．血圧の左右差なんて感度は38％しかなく，上縦郭の拡大も感度は31％しかない．したがって**血圧左右差がないから大動脈解離を否定とすると35.76倍見逃しやすくなり，痛みの異動がないからと否定すると33.16倍見逃しが多くなる**（Am J Emerg Med, 30：1622-1626, 2012）．D-dimerは確かに感度は高いが，D-dimer陰性の大動脈解離は1.1〜8.0％あり，安易にD-dimer陰性だけで除外してはいけない（Crit Care Med, 34：1358-1364, 2006／Circ J, 70：1598-1601, 2006）．

　肺血栓塞栓症では来院時のバイタルサインが正常化してしまう例や非典型例も多い（Acad Emerg Med, 19：11-17, 2012）．まずはWell'sクライテリアでリスクを確認しよう．D-dimerは年齢調整（年齢×10 μg/L：50歳以上）をカットオフ値にして除外判定する（JAMA, 311：1117-1124, 2014）．

　そのほか，高齢者特有の失神として頸動脈洞過敏症（失神の18％）がある．頸動脈超音波を行い動脈硬化がないのを確認して頸動脈洞マッサージを行う．頸動脈洞過敏症では3秒以上の心静止や50 mmHg以上の収縮期血圧低下を認める．高齢者は違うとわかるまで心血管性失神を疑うべきであり，心血管性失神が否定できないときはその他Tiltテーブル試験やHolter心電図，さらに体外式イベントレコーダー，植込み型ループ心電計など，循環器内科で精査しよう．

　高齢者の食事は偏りがちであり，ビタミンB1欠乏によるWernicke脳症も必ず鑑別にあげよう．老老介護などで低栄養，肉などを食べないことからビタミンB1欠乏に陥り，小脳失調から転倒しやすくなってしまう．脚気心から心不全で転倒なんてこともある．家族の言う「いつも通り食べている」というのも，いつもが少ない場合にはあてにならないことがあるんだよ．**『患者のいつも』は『われわれの普通』とは必ずしも一致しない．**生活背景を正確に把握・確認するのは肝要だ．

なんで転んだ？ が大事
- Dr. 林の「DOCIN」の転倒原因検索をお忘れなく
- 心血管性失神の関与は必ず否定すべし
- 痛みがない大動脈解離もあり，血圧左右差や上縦郭拡大は否定の材料にはならないよ

高齢者の感染症が厄介なわけ

　高齢者は不定愁訴（倦怠感，めまい，気分が悪い）を訴えることが多く，30日後の死亡率は6％という．不定愁訴だと明確な主訴と比べて死亡率が2.5倍も増えてしまう．不定愁訴は高齢者に多いからしかたがないけどね．感染症もしっかり発熱して，感染巣を示唆するわかりやすい自覚症状があれば難しくないがそうは問屋が卸さない．感染症とポリファーマシーは必ず押さえるようにしよう．

1）尿路感染

　転倒で入院した患者の20.5％に感染症を認めたという．そのうち尿路感染が最も多く（54.8％），ついで肺炎（35.6％），敗血症（4.6％）であった．**初診時に33％は感染症が見逃されていた．**

　高齢者は起き上がれない（OR 2.1），意識変容（OR 3.0）など実に曖昧な主訴でやってくる．起き上がれないという主訴はなかなかの曲者で，「両足に力が入らない」→「対麻痺？」のような訴えに変換されて救急車で搬送されてくることがある．**高齢者によっては，医学用語の『全身倦怠』が，起き上がれない，両足に力が入らない，立てない，転びやすい，元気がない，食べない，急にボケたなどとさまざまな訴えに変換されてやってくる．**どう医学用語に変換するかは医者の腕の見せどころだね．

　尿路感染でも尿路症状を訴えるのは26％のみで，意識変容が26％，体温は83％が正常で，白血球も53％で正常だ（Emerg Med Clin North Am, 26：319-343, 2008）．つまり「なんかわけわからんなぁ」と思ったら，尿を調べるに限る．カテーテルを使わないと簡単に検体が汚染するので気をつけたい．**無症候性細菌尿なんてものもあるので，尿路症状や炎症所見など総**

合的に判断しないといけないから厄介なのだ. 膿尿は感度は高いが特異度は高くない. 転倒と尿路感染の関連性は文献的には議論が多いところで明確に証明されてはいない（J Am Geriatr Soc, 61：653-654, 2013）. 多分関係はあるんだろうけど，あまりに尿路感染がコモンであり，関連づけるのが難しいのかもと思うんだけどなぁ. 炎症所見や尿路症状がない場合には細菌尿や膿尿を見つけたからといって，安易に尿路感染のせいにしてはいけない. 尿路感染の落とし穴10カ条を表3に示す. 正しく判断することは大事で，とりあえずコロナのせいにしておこうってストレス発散するのもだめなんだよ.

表3　尿路感染の落とし穴10カ条

その1：尿の濁り具合や臭いで尿路感染はないから大丈夫と思ってはいけない
尿の濁り具合の感度は13.3％，特異度は96.5％であり，除外には使えない
その2：尿に細菌がいるからといって尿路感染と決めつけてはいけない
尿検体の汚染や無症候性細菌尿のこともあり，臨床症状と照らし合わせて考えるべし
その3：尿培養で細菌が生えたからといって，尿路感染とはいえない
低倍率顕微鏡検査で表皮細胞が5個以上あれば，汚染の可能性あり. カテーテル採尿で再検を
その4：白血球エラスターゼ陽性単独で尿路感染といってはいけない
白血球エラスターゼの感度は80〜90％，特異度は95〜98％であるが，尿路症状を伴ってこそ尿路感染. 尿路症状がなければ，高倍率顕微鏡検査で白血球＞5個を確認すべし. むしろ症状があれば，白血球エラスターゼ試験が陰性でも尿路感染を疑うべし
その5：尿路症状のない膿尿単独で尿路感染と決めてはいけない
好中球減少症では尿路感染でも膿尿にならない. 脱水があると尿白血球は出やすい. 性行為感染症やウイルス性膀胱炎でも膿尿になる
その6：亜硝酸塩試験陽性単独で尿路感染と決めつけてはいけない
白血球エラスターゼと亜硝酸塩試験双方が陰性なら，尿路感染はほぼ除外できる（陰性的中率88％）. 介護施設高齢者においては，白血球エラスターゼおよび亜硝酸塩試験双方が陽性であっても，細菌尿では感度48％，特異度93％である
その7：持続カテーテルが留置されているとカテーテル尿はあてにならない
慢性尿カテーテル留置（＞1.8週）の場合98％で細菌尿となる. カテーテル留置の場合，膿尿および細菌尿があっても尿路症状がある場合に限り治療を考慮する
その8：細菌尿があるからといって尿路感染に進展するとは限らない
予防的抗菌薬投与は推奨されない. 施設入所中高齢者では細菌尿は女性の25〜50％，男性の15〜49％に認める
その9：失神や転倒した場合，尿路感染のせいに決めつけてはいけない
全身の炎症所見がない場合は，なんでも尿路感染のせいにしてはいけない. 尿路症状や炎症所見がない場合，24〜48時間経過観察しつつ，ほかの原因を探す方が賢明だ. 認知症や尿道カテーテル留置患者では細菌尿を認めることが多く，ほかの感染症をまず除外すべきである
その10：尿道留置カテーテル患者の尿に酵母をみつけても，カンジダ症と決めつけてはいけない
ICUや移植患者や特殊な状態でない限り，尿道留置カテーテル中の真菌の存在は無症候の場合すぐに治療の対象にはならない

Schulz L, et al：J Emerg Med, 51：25-30, 2016 を参考に作成.

2) 肺炎

　肺炎だって，高齢者では25〜55％は発熱がない．介護施設の肺炎では1/3の症例で咳嗽なし，発熱なしときている．一方意識変容は半数に認める．高齢者は調子が悪くなると，意識がトロンとしてくると心得よう．意識変容，せん妄，見当識障害，食欲低下をみたら肺炎など感染症を疑わないといけない．

3) Dr. 林の不定愁訴の感染症の見分け方

　ここで必殺Dr.林の「老いたボケたは感染症」と覚えよう（表4）．敗血症や感染症では化学受容体を刺激して嘔吐することはよくあること．実はこのなかの「老いた（嘔吐，息切れ，立てない・全身倦怠）」に関しては，急性心筋梗塞の非典型主訴と同じなんだ〔拙著に詳説してあります♪「Dr. 林の当直裏御法度 第2版」（林 寛之／著），三輪書店，2018〕．だから感染症を疑っても，まずは心電図をとることをお忘れなく．これでみんなの臨床力は飛躍的に上がるはず！

> **Dr. 林の「老いたボケたは感染症！」**
> ● 老（嘔吐）い（息切れ）た（立てない，転倒，全身倦怠），ボケた（意識変容）→感染症？
> ●「老いた」ならまず心電図を→次に感染症を探しましょう

慢性硬膜下血腫はわけわかんないのが普通！

　慢性硬膜下血腫の74％は転倒を主訴にやってくる．50〜70％は意識変容を呈してくるので病歴なんてまともにとれたもんじゃない．過去に転倒したなんて病歴があるのはせいぜい半数のみ．症状としては軽いものの，58％に不全片麻痺を認めるため転倒しやすい．姿勢を保てず倒れやすいという主訴（ease of falling syndrome）ということもある．初診時に慢性硬膜下血腫を疑えたのは28％だけというから，わけわかんないなぁと思ったら慢性硬膜下血腫も疑うようにしよう．

頻度が高い食後失神・低血圧：post-prandial syncope/hypotension

　高齢者の失神では神経調節性失神がやはり一番多いが，そのなかでも食後失神や頸動脈洞過敏症が多く，血管迷走神経反射性失神はむしろ少ない（N Engl J Med, 347：878-885, 2002／

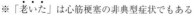

表4　Dr. 林の「老いたボケた」は感染症

老	嘔吐
い	息切れ，呼吸困難
た	立てない，**転びやすい・転倒**，下肢に力が入らない，食べない：全身倦怠
ボケた	意識変容，急にボケた，急に元気がなくなった

※「老いた」は心筋梗塞の非典型症状でもある

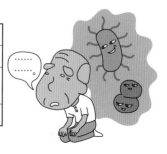

J Cardiovasc Electrophysiol, 17：49-54, 2006）．食後2時間以内に血圧が20 mmHg以上低下するものを食後低血圧という．坐位で食事をしていて，失神を起こすということは高齢者ではよくある話だ．起立性低血圧よりも食後低血圧の方がむしろ頻度は高いが，あまり気がつかれていないようだ．お腹いっぱい食べると，腸肝循環に血流が移動して脳血流が減って眠くなるが，それが強く出ている感じかな．この機序は多岐にわたりしっかりわかっているものではないんだ．Parkinson病や糖尿病など自律神経障害を伴う場合や脱水を伴っている場合は食後低血圧による食後失神が起こりやすい．

ICUを退室した高齢者では29％に食後低血圧を認めたという（J Crit Care, 45：20-26, 2018）．高齢者は大きい病気をしたら自律神経も乱れるようだね．

食後失神は頻度が高くてもあくまでも除外診断なので，ほかの重篤な病態を否定してから診断しよう．血管迷走神経反射みたいなもんだろうとたかが食後失神とタカをくくっていると，高齢者では椅子から転げ落ちて重大な外傷を負うことがあるので，高齢者の場合は若年者とは気を付け方が違うと心得よう．

 ## 高齢者の転倒の陰に薬あり

やはり転倒において予防しうる原因として高齢者の薬剤の影響は必ず整理したい（表5, 6）．高齢者はいつもの血圧より30 mmHg以上が下がるとそれだけで低血圧と判断しないといけない．冬は寒くて，お酒もおいしくおつまみの塩分をよくとるものの，夏場は汗をかいて血圧が下がる傾向にあるので，冬と夏で降圧薬をうまくさじ加減しないといけないこともある．ループ利尿薬はOR 1.36，ジギタリスはOR 1.60と転倒リスクを上げるものの，β遮断薬はむしろ転倒リスクは低くなる（OR 0.88）という報告もある．鎮静薬や睡眠薬によって転倒しやすくなるのは容易に想像できる．ベンゾジアゼピン系（OR 1.42）に対して選択的セロトニン再吸収阻害薬は2倍（OR 2.02）も転倒しやすくなる．

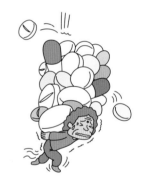

表5　高齢者の転倒原因になる薬剤

抗コリン薬，抗ヒスタミン薬，抗アレルギー薬，抗うつ薬	すべて抗コリン作用を呈する．案外だらだらと処方されていることが多い．眠くなって，中枢神経症状のみならず，口喝，便秘，高血圧，緑内障，前立腺肥大などさまざまに悪影響を及ぼすので長期処方は御法度だ
鎮静薬，睡眠薬，向精神薬，選択的セロトニン再吸収阻害薬，抗不安薬，筋弛緩薬	ふらつきで転倒しやすくなる．夜間トイレに行くことの多い高齢者への処方は要注意
循環器薬，降圧薬（ループ利尿薬，ジギタリス）	起立性低血圧をきたす
QT延長薬	不整脈をきたす．薬剤の相互作用も多いので要注意
鎮痛薬，オピオイド	3カ月以上の漫然とした使用は避けるべし．上部消化管出血，心不全，腎不全の悪化などを引き起こす
抗Parkinson薬	抗コリン作用などを呈する
ビタミンD，カルシウム製剤	高カルシウム血症になると脱水になってくる

　5剤以上の薬を内服している場合にポリファーマシーと定義していることが多いが，ポリファーマシーでは1.75倍転倒リスクが上がる．介護施設から救急に搬送される一番多い理由は転倒で，次に呼吸器感染，そしてCOPDと続く（J Am Med Dir Assoc, 15：830-834, 2014）．転倒した人のうち，なんと10剤以上薬を内服していた人が47.3％もいたという．BeersクライテリアやSTOPPクライテリアに照らし合わせると，95.2％の高齢者が何らかの潜在的に不適切な薬剤を内服していた．最も多かったのが，向精神薬や睡眠薬で78.8％であった．でも高齢者って本当に睡眠薬や抗不安薬を欲しがるよねぇ．活動量も減り，昼夜逆転し，なかなか眠れないのだろう．患者さんの声と臨床上の必要性が必ずしも一致しないのが薬物処方の難しさでもあるんだよね．

Check！文献

1) Alvis BD & Hughes CG：Physiology Considerations in Geriatric Patients. Anesthesiol Clin, 33：447-456, 2015（PMID：26315630）

　↑加齢についてのreview．体は動かなくなるし，血圧は上がり，心拍出量は減り，髪の毛も減り，記銘力も悪くなり，筋力も落ち，視力が悪くなり…でも年齢を重ねる，年輪を重ねるのは美しいのだ．晩年のオードリー・ヘプバーンの美しいことといったら…すべての高齢者に敬意を払って，でも若者とは異なる生理的変化をしっかり理解しておこう．

2) Hogan TM, et al：Evaluation of Syncope in Older Adults. Emerg Med Clin North Am, 34：601-627, 2016（PMID：27475017）

　↑必読文献．高齢者の失神では違うとわかるまで，心血管性失神を疑うこと．疑わしきは検査する…が正しい．そして薬剤による失神が実に多い．高齢者の場合，血管迷走神経反射性失神であっても，転倒により重大な外傷を負うことがあり，若年者とは対応法が異なることに注意したい．頸動脈洞過敏症は失神の18％を占めるが，心静止をきたすこともありペースメーカーの適応となる．

3) Alpert JS：Syncope in the Elderly. Am J Med, 132：1115-1116, 2019（PMID：31108043）

　↑説明のつかない高齢者の失神，特にくり返す場合は失神を疑わないといけない．高齢者失神は若年者と比べ3.5倍慢性疾患を併存し，3倍薬を多く内服している．不整脈による失神の場合は，数日〜数週前に前失神を経験していることが多い．

表6　QT延長薬

抗不整脈薬	キニジン，ジソピラミド，プロカインアミド，アミオダロン，ニフェカラント，ソタロール，ベプリジルなど
向精神薬	三環系抗うつ薬，リスペリドン，オランザピン，スルピリド，ハロペリドール，クロルプロマジン，ピモジド，マプロチリン
抗菌薬	マクロライド系（エリスロマイシン，クラリスロマイシン），キノロン薬，抗真菌薬（コナゾール，イトラコナゾール），抗原虫薬（ペンタミジン）
抗アレルギー薬	（テルフェナジン，アステミゾール：すでに販売中止）
胃運動促進薬	シサプリド（すでに販売中止）

4) Malik V, et al：Atrial Fibrillation Is Associated With Syncope and Falls in Older Adults：A Systematic Review and Meta-analysis. Mayo Clin Proc, 95：676-687, 2020（PMID：32247342）

↑心房細動と失神・転倒の関係に関する10論文のメタ解析．高齢になれば心房細動の頻度も増えるが，年齢の交絡因子を考慮しても，心房細動は単独で失神（OR 1.88）や転倒（OR 1.19）のリスクになる．発作性ではなく持続性の心房細動は立位で血圧が不安定になりやすい．

5) Cronin H & Kenny RA：Cardiac causes for falls and their treatment. Clin Geriatr Med, 26：539-567, 2010（PMID：20934610）

↑必読文献．心疾患に起因する転倒に関するreview．失神と転倒は別々に考えるものではなく，オーバーラップしてくるものも多い．さらに高齢者は健忘や意識消失できちんと病歴を得るのが難しいことが多い．頸動脈洞過敏症や食後失神について詳説している．

6) Caterino JM：Evaluation and management of geriatric infections in the emergency department. Emerg Med Clin North Am, 26：319-343, 2008（PMID：18406977）

↑高齢者感染症のreview．高齢者は発熱しにくいので，37.3℃以上をカットオフにすると感度83％，特異度89％となる．37.8℃で切ると感度は70％まで落ち込んでしまう．肺炎では発熱の病歴があるのは53～60％のみで，実測では12～32％しか発熱を認めない．尿路症状を訴えるのは26％のみで，意識変容が26％，体温は83％が正常で，白血球も53％で正常だ．

7) Henig O & Kaye KS：Bacterial Pneumonia in Older Adults. Infect Dis Clin North Am, 31：689-713, 2017（PMID：28916385）

↑高齢者肺炎のreview．高齢者では25～55％は発熱がない．非典型例が多いため，意識変容，せん妄，見当識障害，食欲低下を見たら肺炎を疑わないといけない．

8) Cortes-Penfield NW, et al：Urinary Tract Infection and Asymptomatic Bacteriuria in Older Adults. Infect Dis Clin North Am, 31：673-688, 2017（PMID：29079155）

↑高齢者の尿路感染のreview．尿路感染と転倒の関連性は証明されていない．あまりに尿路感染がコモンだからともいえる．膿尿は感度は高いが，特異度は低く，膿尿があるからといって尿路感染が成立しているとは限らない．尿培養結果を待ってからのフォローアップが重要となる．

9) Manian FA, et al：Coexisting Systemic Infections in Patients Hospitalized Because of a Fall：Prevalence and Risk Factors. J Emerg Med, 58：733-740, 2020（PMID：32205000）

↑必読文献．転倒患者1,456人（平均71.6歳）のうち20.5％に感染症を認めた．そのうち尿路感染が最も多く（54.8％），ついで肺炎35.6％，菌血症4.6％であった．感染症のうち32.5％は入院時に気づかれていなかった．50歳以上（OR 5.6），起き上がれない（OR 2.1），前駆症状（OR 3.0），systemic inflammatory response syndrome：全身性炎症反応症候群（OR 2.9），錯乱（OR 3.0）であった．倦怠感，ふらつき，頭痛，めまい，錯乱，食欲低下，息切れ，咳嗽，発熱，悪寒，排尿困難，起坐困難と高齢者の感染症の主訴は多彩であり，感染症らしからぬ不定愁訴のような感じで受診してくるんだ．

10) Nemec M, et al：Patients presenting to the emergency department with non-specific complaints：the Basel Non-specific Complaints（BANC）study. Acad Emerg Med, 17：284-292, 2010（PMID：20370761）

↑Emergency Severity Index2または3点の非外傷性の不定愁訴（倦怠感，めまい，気分が悪い）患者218人の30日後重大合併症発生率を前向きに調査．平均82歳で，平均4つの疾患（高血圧，冠動脈疾患，認知症など）を併存していた．フォローアップ中59％に重大疾患を認め，死亡率は6％であった．

11) Kemp K, et al：Nonspecific complaints in the emergency department – a systematic review. Scand J Trauma Resusc Emerg Med, 28：6, 2020（PMID：31992333）

　↑高齢者に多い非特異的不定愁訴で救急受診患者の予後に関してのreview．非特異的主訴の定義は今ひとつ決まっていないものの，死亡率は特異的主訴と比べて2.5倍も増える（OR 2.50）．トリアージレベルも低く見積もられる（OR 2.12）．救急滞在時間や入院期間も長くなりやすい．入院率は不定愁訴だと特異的主訴と比べて3.86倍高くなる（OR 3.86）．ICU利用率は変わりなし．

12) Adhiyaman V, et al：Chronic subdural haematoma in the elderly. Postgrad Med J, 78：71-75, 2002（PMID：11807186）

　↑必読文献．高齢者の慢性硬膜下血腫のreview．74％は転倒が主訴で，50〜70％に意識変容を認める．58％に不全麻痺があるというものの症状は軽い．一過性神経局在症候を訴えるものが1〜12％あり，TIAと勘違いしてはいけない．回転性めまいを主訴に受診することもあるんだ．Parkinson病のように錐体外路症状を呈する場合もある．転びやすい（ease of falling syndrome）を主訴に来ることもある．初診時に慢性硬膜下血腫を疑えたのはたったの28％というくらい，わけわからない主訴でやってくる．要はわけわからない不定愁訴の高齢者は慢性硬膜下血腫も疑えということ．迷ったら「ま，念のために頭部CTでも撮っておこうか」というあなたの判断は正しい．

13) Arnold AC & Raj SR：Orthostatic Hypotension：A Practical Approach to Investigation and Management. Can J Cardiol, 33：1725-1728, 2017（PMID：28807522）

　↑起立性低血圧のreview．救急では出血，貧血，脱水を同定するのが重要だが，このreviewはむしろ神経原性の起立性低血圧だけを扱っているのがちょっと不満．非薬物治療と薬物治療が詳説してある．

14) Fritsch MA & Shelton PS：Geriatric Polypharmacy：Pharmacist as Key Facilitator in Assessing for Falls Risk：2019 Update. Clin Geriatr Med, 35：185-204, 2019（PMID：30929882）

　↑必読文献．転倒リスクの陰に薬剤あり．ポリファーマシーってやっぱり駄目なんだ．

15) Trahair LG, et al：Postprandial hypotension：a systematic review. J Am Med Dir Assoc, 15：394-409, 2014（PMID：24630686）

　↑食後低血圧のreview．定義が今ひとつはっきりしておらず，多要因が絡んでくる．特に糖質が負荷されると上腸間膜動脈の血流は2倍に増え，そのぶん四肢の血流が減ってしまう．食後2時間以内は立位でも坐位でも失神を起こしやすいので，特に施設入所中の高齢者は要注意だ．一方胃が膨れると交感神経が賦活される．

16) Schulz L, et al：Top Ten Myths Regarding the Diagnosis and Treatment of Urinary Tract Infections. J Emerg Med, 51：25-30, 2016（PMID：27066953）

　↑尿路感染の落とし穴10カ条の元ネタ文献．

17) de Vries M, et al：Fall-Risk-Increasing Drugs：A Systematic Review and Meta-Analysis：I. Cardiovascular Drugs. J Am Med Dir Assoc, 19：371.e1-371.e9, 2018（PMID：29396189）

　↑循環器薬と転倒リスクに関する131論文のメタ解析．ループ利尿薬はOR 1.36，ジギタリスはOR 1.60，ジゴキシンはOR 2.06と転倒リスクを上げる．この研究ではβ遮断薬はOR 0.88，スタチンはOR 0.80とむしろ転倒リスクは低くなった．ただし論文の質の不均一性が大きいため一概にはいえないけどね．

18) Seppala LJ, et al：Fall-Risk-Increasing Drugs：A Systematic Review and Meta-Analysis：II. Psychotropics. J Am Med Dir Assoc, 19：371.e11-371.e17, 2018（PMID：29402652）

↑向精神薬と転倒リスクに関する248論文のメタ解析．研究間のばらつきがあるものの予想通りこの系統の薬剤は転倒リスクが上がる．向精神薬OR 1.54，抗うつ薬OR 1.54，三環系抗うつ薬OR 1.41，選択的セロトニン再吸収阻害薬OR 2.02，ベンゾジアゼピンOR 1.42，長時間作用型ベンゾジアゼピンOR 1.81，短時間作用型ベンゾジアゼピンOR 1.27．

19) Seppala LJ, et al：Fall-Risk-Increasing Drugs：A Systematic Review and Meta-analysis：III. Others. J Am Med Dir Assoc, 19：372.e1-372.e8, 2018（PMID：29402646）

↑転倒リスクを上げる薬剤に関する281論文のメタ解析．鎮痛薬OR 1.42（0.91～2.23），NSAIDs OR 1.09（0.96～1.23）と，CIが1をまたいでおり案外転倒リスクは上がっていない．理論的には胃潰瘍ができやすくなるので，要注意であることは間違いない．オピオイドOR 1.60（1.35～1.91），抗Parkinson薬OR 1.54（0.99～2.39），抗痙攣薬OR 1.55（1.25～1.92），ポリファーマシーOR 1.75（1.27～2.41）．

20) Grace AR, et al：A comparison of beers and STOPP criteria in assessing potentially inappropriate medications in nursing home residents attending the emergency department. J Am Med Dir Assoc, 15：830-834, 2014（PMID：25304180）

↑165の介護施設（平均年齢82.5歳）から救急受診した患者の薬剤に関する後ろ向き研究．BeersクライテリアとSTOPP（screening tool of older person's potentially inappropriate prescription）クライテリアを参考に1剤以上の潜在的不適切処方をされている患者は95.2％にものぼった．救急受診患者の30.3％は不適切薬剤の関与が疑われ，その多くは転倒リスクがあり，転倒歴や骨折歴を認めた．不適切処方で最も多かったのが向精神薬や睡眠薬で78.8％であった．循環器薬は53.3％で，アスピリン，利尿薬，β遮断薬が多かった．

21) McMahon CG, et al：Inappropriate prescribing in older fallers presenting to an Irish emergency department. Age Ageing, 43：44-50, 2014（PMID：23927888）

↑救急受診した1,016人の高齢者が，救急受診前後で薬剤の変更があったかどうかを調べたが，結局変わってはいなかった．ポリファーマシーは63.0％に認め，転倒リスクOR 4.0であった．向精神薬（17.5％→14.7％）と長時間作用型ベンゾジアゼピン（10.7％→8.6％）は減少傾向にあった．睡眠薬や抗不安薬は転倒後に新しく処方されている例（9～15％）まであった．

No way！アソー！モジモジ君の言い訳 ～そんな言い訳聞き苦しいよ！ No more excuse！No way！アソー（Ass hole）！

×「おばあちゃんはつまずいたって言ってましたよ」

→それは君が「つまずいたんですか？」と聞くから「ウン」と言っただけ．違う質問をしてごらん．何でも「ウン」て言うから．すぐに信じちゃいけないよ．

×「そもそも胸背部痛はないですし，血圧左右差もないですし，胸部X線で上縦郭拡大もないですけど」

→失神→転倒で受診した大動脈解離の患者さんは痛みを訴えないことが多いんだ．それに血圧左右差も上縦郭拡大も感度は低いから除外に使っちゃいけないよ．ほらCTできれいに大動脈解離が映っているじゃないか．

×「食後失神は神経調節性失神の一種なので，まぁ大丈夫ですよ」

→いやいやこの高齢者は椅子から落ちたんだから，落ちないように予防しないと今度こそ骨折しちゃうぞ．甘く考えてはダメ．

×「骨折を早く診ないといけないですし，発熱もないですよ」

→転倒で来院する患者の20％に感染症が合併しているんだ．それに「足に力が入らない」って言っているじゃないか．はっきりと転倒時のことを覚えていない場合はしっかり調べよう．CRPが結構上がっているよ，ホラ，そういえばオムツが臭かったって…尿を調べたら，あ，やっぱりね．

林　寛之（Hiroyuki Hayashi）：福井大学医学部附属病院救急科・総合診療部

COVID-19の影響を受けて，発熱があるだけで高齢者搬送が困難になるというのはよくあることだが，ここは志高く，助けを求める人すべてにきちんと対応できるようになりたい．こんな時代だからこそ，できない理由を考えるのではなく，どうしたらできるようになるのかを考えたいね．個人の努力だけではどうしようもない部分があるので，システムとしての対策も重要だが，正しくビビることが一番大事だ．そもそもCOVID-19なんて，目の前に咳をしまくる患者がいない限り，口に手や食べ物をもっていくときに，頻回に手指消毒（何を食べるにしても必ず手指消毒，鼻をほじる前も手指消毒）すれば大丈夫．そして汚染のない食べ物を食べる（他人のつばが飛ばない環境での食事）に尽きる．あとマスクエチケット．これさえ守れば必要以上に恐れる必要はないんだよね．汚染を恐れるというより，すべて汚染していると思って生活するほうがいい．PCRでも3割は偽陰性になるから，かぜ症状をもつすべての人が他の人に移さないよう10日間しっかり生活するように指導することの方が大事なんだけどね．それにしても福井の大雪，もう勘弁してほしい．

1986　自治医科大学卒業	日本救急医学会専門医・指導医
1991　トロント総合病院救急部臨床研修	日本プライマリ・ケア連合学会認定指導医
1993　福井県医務薬務課所属　僻地医療	日本外傷学会専門医
1997　福井県立病院ER	Licentiate of Medical Council of Canada
2011　現職	

★後期研修医大募集中！気軽に見学にどうぞ！Facebook⇒福井大学救急部・総合診療部

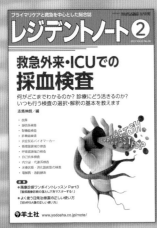
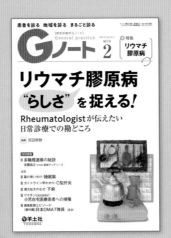
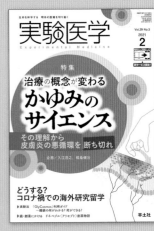
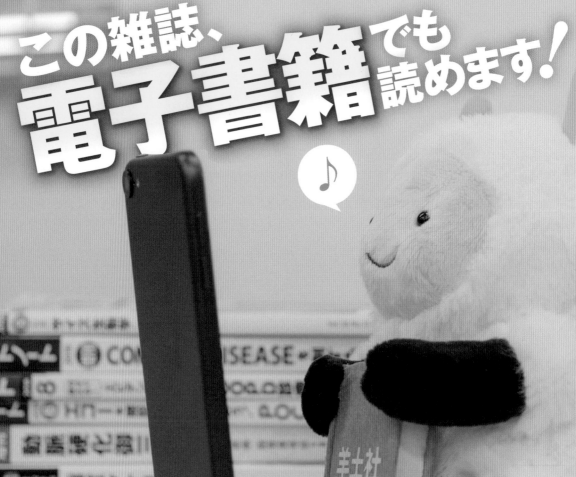

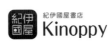

他人の失敗を「対岸の火事」と笑い飛ばすもよし，「他山の石」と教訓にするのもよし．研修医時代は言うに及ばず，現在も臨床現場で悪戦苦闘している筆者が，自らの経験に基づいた日常診療のツボを語ります．

その234
手術上達のヒント（その4）

前回（2021年2月号）は外科の基本である結紮について，どうやって緩まない結紮を実現するかを述べました．今回は少し視点を変えて，新しい機器の使用法習得，画像活用法，手術記録，そしてB級テクニックについて，私が行っている工夫を紹介したいと思います．

新しい機器は使用法を理解し，その知識を保持しよう

まずは新しい機器についての私の過去の経験を述べましょう．脳神経外科では頭部を固定するためにメイフィールド・インフィニティー・スカルクランプという3点ピン固定の機器をよく使っています．私も医学部を卒業して以来，ずっと同じタイプのものを使ってきました．ところがある日のこと，「今度の脳動脈瘤クリッピング術は半球間裂アプローチなので『スギタフレーム』（正式名称：多目的ヘッドフレーム）の方がやりやすいですよ」と誰かがアドバイスしてくれました．確かに半球間裂アプローチは頭部の正中から手術を行うので，左右に2カ所ずつ固定する多目的ヘッドフレームを使う方が左右非対称の3点ピン固定よりもやりやすそうです．「じゃあ，そうしよう」と軽く答えたのですが，考えてみれば私自身，4点ピン固定の多目的ヘッドフレームを使ったことはこれまでの人生で10回あるかない

か．何がどうなっているのか，さっぱりわかりません．そこで，手術の数日前の日曜日に病院に行き，手術室にあった多目的ヘッドフレームをあれこれ触って使い方を理解することにしました．実は，多目的ヘッドフレーム考案者の杉田虔一郎教授は私が脳神経外科専門医試験を受けたときの口頭試問の試験官でした．残念なことに1994年に亡くなりました．

さて，多目的ヘッドフレームは部品点数の多い武骨なつくりではありますが，随所に考案した人のこだわりが感じられる優れものです．休日の静かな手術室でいろいろなパーツをつけたり外したり，そして写真を撮影したりしながら1時間ほど組み立て・分解を行うと，その使い方を完全に理解することができました．さらに，撮影した画像を1枚ずつパワーポイントに貼りつけ，忘れないうちにそれぞれのスライドにメモをつけ加えておきました．こうしておけば，多目的ヘッドフレームを使う直前にこのパワーポイントをチラッと見ることによって記憶を蘇らせることができます．

幸い本番でもスムーズに多目的ヘッドフレームを用いることができ，手術の方も大過なく終えることができました．確かに半球間裂アプローチに適したフレームだと思います．

このような新しい手術機器に対する工夫は，日進月歩の現代医学において，新たに導入される手術用顕微鏡やナビゲーターなど，使い方に確信のもてない機器が現れるたびに行うことができるので，是非，読者の皆さんも取り入れてください．

手術用画像をうまく活用しよう

次は手術用画像の活用法について述べたいと思います．以前は手術室にはシャウカステンがあり，頭部CTやMRI，血管造影のフィルムを挟んで表示していました．しかし，現在はすべてデジタル画像になったため，必要な画像はモニターで見なくてはなりません．紙やフィルムがなくなって便利になったかといえばそうでもなく，そもそも清潔の手術用手袋をしている状態でマウスやキーボードを扱うわけにはいきません．また，画像というのは必ずしも1枚だけ見ればよいというものではなく，ときには

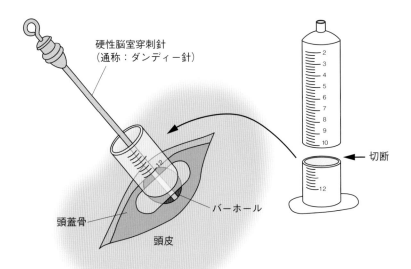

図　側脳室前角穿刺のＢ級テクニック

複数のものを見比べる必要があります.

　そんなことを漠然と考えていたある日, 画期的な光景を手術室で目にしたのです. その日の術者は自分の必要な画像をすべてプリントアウトして手術室の壁にテープで貼りつけていました. 必要な画像といっても, いろいろな角度から見た脳動脈瘤の三次元血管造影画像で, せいぜい10枚あるかないかです.

　「これはいいアイデアじゃわい!」と思った私は, 自分も次の手術から必要な画像をプリントアウトして手術室の壁に貼るようになりました. いろいろな工夫を重ね, 今では両眼で立体視できる三次元血管造影画像をプリントアウトしてラミネート加工し, それを見やすい高さの壁にテープで貼っています. ラミネート加工用の機械はさほど高いものでも嵩張るものでもなく, 私が自分の机の上に置いているのは3,000円程度のものです.

　ラミネート加工しておけば血液や消毒薬が飛んで付着してもサッと拭きとればすむので, 術後の患者家族への説明にも使えます. また, ときには術前・術後の三次元画像を1枚のA4用紙にプリントしてラミネート加工したうえで退院時に患者さんにお渡しすることもしていますが, こちらが驚くほど喜んでもらえます.

手術記録を工夫しよう

　診療録に残しておく公式の手術記録のほかに, 自分用の手術メモを作成しておくと便利です. これは私的なものなので, 手術の最初から最後まで書く必要はありません. その日の手術で上手くいったこと, 苦労したこと, 工夫したことなどを後で思い出せる程度に箇条書きにしておけば十分です. 大切なことは少なくとも文章の形にはしておくことが必要で, 単語の羅列だけだと, 後で見ても何のことやらさっぱりわかりません. 3カ月後の自分が読んで, 「ああなるほど. あそこは苦労したけど, こうやったら上手く乗り切れたよな」と思い出せる程度に記録しておくことが必要です.

Ｂ級テクニックを編み出そう

　教科書や手術書に載るほどではないけれども, 手術をスムーズに行うためのちょっとした工夫を私はＢ級テクニックと呼んでいます. 例えば, 硬膜外ドレーンなどを固定するときに頭皮に針糸をかけますが, うっかりドレーン自体に針を刺して孔を開けてしまうことがあります. こうなると, 新しいドレーンを準備して挿入しなおさなくてはなりません. この事態を避けるために, あらかじめ頭皮に針糸をか

けておいてからドレーンを挿入します．こうすれば絶対にドレーンに針が刺さることがないので，二度手間を防ぐことができます．

また，脳室ドレナージ術のときにはKocher's pointから頭蓋骨に垂直に側脳室前角を穿刺することになっており，そのための手術器具もいろいろなものが開発されています[1]．しかし，このような器具を使わなくても手術室のなかにある10 mLシリンジの外筒をつば（正式名称：フィンガーフランジまたはフィンガーグリップ）の方から3 cmほど切断すると，頭蓋骨に垂直に穿刺する器具の代用品をその場で簡単に作成することができます（図）．このあまりにも安易な方法も1つのB級テクニックです．実際の手術では頭部を回旋させたり後屈させたりするので側脳室前角穿刺は案外難しく，フリーハンドで行うと複数回の穿刺も珍しくないのですが，このB級テクニックを用いるようになってから私は1度も外したことがありません．

以上，私が試行錯誤してきた手術上達の工夫を4回にわたって述べさせていただきました．何より

も自分なりに努力を楽しみながらテクニックの改善を重ねていくことが大切ではないかと思います．読者の皆様が精進を続けることを期待しています．

最後に1句

> 知らずとも　時間をかけて　理解せよ
> 自信をつける　休みのオペ室

引用文献

1) 吉開俊一，他：前頭部脳室穿刺術を確実に行うための安価な器具の考案．脳神経外科ジャーナル，12：196-198，2003

中島　伸
（国立病院機構大阪医療センター脳神経外科・総合診療科）
著者自己紹介：1984年大阪大学卒業．脳神経外科・総合診療科のほかに麻酔科，放射線科，救急などを経験しました．

各研究分野を完全網羅した最新レビュー集

実験医学増刊号

年8冊発行 [B5判]
定価（本体 5,400 円+税）

Vol.39 No.2（2021 年1月発行）

パンデミック時代の
感染症研究
病原体の病原性、多様性、生活環から
新型コロナウイルスを取り巻く社会の動きまで

編集／嘉糠洋陸

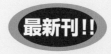

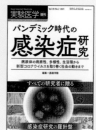

発行　羊土社　YODOSHA

〒101-0052　東京都千代田区神田小川町 2-5-1　TEL 03（5282）1211　FAX 03（5282）1212
E-mail：eigyo@yodosha.co.jp
URL：http://www.yodosha.co.jp/

ご注文は最寄りの書店，または小社営業部まで

お知らせ

2020 年度（第 3 回）リハビリテーション科医に なろうセミナー（Web 開催）

臨床研修医および転向希望の医師，リハビリテーション科に興味のある医師，医学生を対象に『リハビリテーション科医になろうセミナー』を Web（Live 配信）で下記の通り開催いたします．ぜひご参加ください．

【開催日時】2021 年 2 月 21 日（日）13:00〜18:00
【開催場所】Zoom を使用した Web 開催
【対　象】臨床研修医および転向希望の医師，リハビリテーション科に興味のある医師
※医師向けですが，医学生の参加も可能です．

【受講料】無料
【プログラム】下記 URL よりご覧ください．
https://www.jarm.or.jp/member/calendar/20210221.html
【申込方法】下記 URL 申込フォームにてお申込みください．
https://cloud.dynacom.co.jp/form/g/jarm/HPbVzcoNmD/index.php
また右の QR コードからもお申込みいただけます.

【申込締切】2021 年 2 月 18 日（木）
【その他・2021 年度セミナー情報】
2021 年度以降の本セミナー開催情報など随時更新しておりますので，右の QR コードから是非ご確認ください．

【問い合わせ先】
公益社団法人日本リハビリテーション医学会
〒 101-0047　東京都千代田区内神田 1-18-12 内神田東誠ビル 2 階
TEL：03-5280-9700　E-mail：seminar@jarm.or.jp

◆ 研修医募集広告掲載のご案内 ◆
「レジデントノート」を
初期・後期研修医募集にご利用下さい！

お陰様で大変多くの研修医・医学生の方にご愛読いただいている小誌は，人材募集のための媒体としても好評をいただき，

* 「レジデントノートに載せた広告で，良い人材を採用できた」
* 「募集についての問い合わせが増えた」

といった声を多数いただいております．

◆

広告サイズは，1/2 ページ・1 ページがございます．本誌前付・後付広告をご参照下さい．
なお，本誌に出稿していただくと，サービスとして小社のメール配信（メディカル ON-LINE）やホームページにも広告内容を掲載しますのでさらに効果的！
初期研修医・後期研修医の採用活動の本格化に備えぜひご検討下さい．

詳しくは下記までお気軽にお問合せ下さい
■ TEL　：03-5282-1211　　■ FAX：03-5282-1212
■ メール：ad-resi@yodosha.co.jp
■ 郵便　：〒 101-0052 東京都千代田区神田小川町 2-5-1
　　　　　株式会社 羊土社 営業部担当：松本

   レジデントノートに あなたの声を載せてみませんか？

研修医の気持ち

「研修医の気持ち」は読者である研修医の先生方の一言を掲載するコーナーです．「患者さんから御礼を言われた」といった嬉しい気持ち，「今，こんな研修をしています」などの紹介，レジデントノートへの感想やコメント…など，あなたの感動や経験をレジデントノートに載せてみませんか？
レジデントノートホームページの投稿フォーム，E-mail またはご郵送にてご応募ください！

【投稿規定】
文字数：100〜200 字程度
内容：研修中に感動したことや体験したこと，小誌バックナンバーに関する感想やコメントなど
謝礼：掲載誌 1 冊＋お好きなバックナンバー（月刊）1 冊
　　　※ 応募多数の場合，掲載までお時間をいただくことがあります
　　　※ 掲載の採否に関しては編集部にて判断させていただきます．あらかじめご了承ください

【応募方法】（ご応募は随時受け付けます）
1. レジデントノートホームページ
　　下記 URL の投稿フォームに，① 年次，ペンネーム，掲載本文，② メールアドレスをご入力ください．
　　www.yodosha.co.jp/rnote/feeling/

2. E-mail またはご郵送
　　①〜④を明記のうえ，【応募先】へご応募ください．
　① お名前，ご所属，年次（必要であればペンネーム）
　② ご連絡先（ご住所およびメールアドレス）
　③ お好きなバックナンバー 1 冊（掲載誌とともにお送りします）
　④ 掲載本文（投稿規定をご確認ください）

【応募先】
ご郵送：
〒 101-0052 東京都千代田区神田小川町 2-5-1
株式会社 羊土社　レジデントノート編集部
「研修医の気持ち」係
E-mail：rnote@yodosha.co.jp

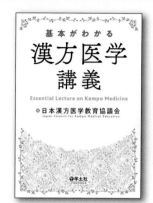
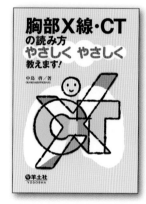
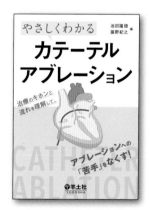

◇◆◇ 「レジデントノート」取扱書店一覧 ◇◆◇

羊土社の既刊書籍やバックナンバーを店頭に備えております. どうぞご利用ください.

＜北海道＞

札幌	紀伊國屋書店　札幌本店	011-231-2131
	コーチャンフォー　美しが丘店	011-889-2000
	コーチャンフォー　札幌ミュンヘン大橋店	011-817-4000
	コーチャンフォー　新川通り店	011-769-4000
	札幌医科大学丸善大学書房	011-616-0057
	三省堂書店　札幌店	011-209-5600
	北海道大学生協　書籍部北部店	011-747-2182
	MARUZEN＆ジュンク堂書店　札幌店	011-223-1911
小樽	喜久屋書店　小樽店	0134-31-7077
函館	昭和書房	0138-54-3316
旭川	コーチャンフォー　旭川店	0166-76-4000
	ジュンク堂書店　旭川店	0166-26-1120
	ジュンク堂書店　旭川医科大学店	0166-68-2773
北見	コーチャンフォー　北見店	0157-26-1122

＜東 北＞

青森	ジュンク堂書店　弘前中三店	0172-34-3131
	弘前大学生協　医学部店書籍部	0172-35-3275
岩手	エムズエクスポ　盛岡店	019-648-7100
	ジュンク堂書店　盛岡店	019-601-6161
	東山堂　北日本医学書センター	019-637-3831
	丸善　岩手医科大学矢巾売店	019-697-1651
	MORIOKA TSUTAYA	019-613-2588
宮城	アイエ書店	022-738-8670
	東北大学生協　星陵店書籍部	022-275-1093
	丸善仙台アエル店	022-264-0151
秋田	秋田大学生協　医学部店	0188-31-5806
	ジュンク堂書店　秋田店	018-884-1370
	西村書店　秋田MB	018-835-9611
山形	高陽堂書店	0236-31-6001
	山形大学生協　飯田店書籍部	0236-42-4590
福島	福島県立医科大学ブックセンター	0245-48-2533
	ジュンク堂書店　郡山店	024-927-0440

＜関 東＞

茨城	ACADEMIA　イーアスつくば店	029-868-7407
	丸善筑波大学医学群売店	0298-58-0424
栃木	うさぎや　自治医大店	0285-44-7637
	大学書房　自治医大店	0285-44-8061
	大学書房　獨協医大店	0282-86-2850
	廣川書店　獨協医大店	0282-86-2960
群馬	紀伊國屋書店　前橋店	027-220-1830
	群馬大学生協　昭和店	027-233-9558
	戸田書店　高崎店	027-363-5110
	廣川書店　高崎本店	0273-22-4804
	廣川書店　前橋店	027-231-3077
埼玉	紀伊國屋書店　さいたま新都心店	048-600-0830
	三省堂ブックポート大宮	048-646-2600
	大学書房　大宮店	048-648-5643
	戸田書店　熊谷店	048-599-3232
	文光堂書店　埼玉医科大学店	0492-95-2170
千葉	紀伊國屋書店　流山おおたかの森店	04-7156-6111
	くまざわ書店　ペリエ千葉本店	043-202-2900
	三省堂書店　千葉そごうブックセンター	043-245-8331
	志学書店	043-224-7111
	ジュンク堂書店　南船橋店	047-401-0330
	千葉大学生協　亥鼻店	043-222-4912
	丸善　津田沼店	0474-70-8313
神奈川	ACADEMIA　港北店	045-941-3320
	紀伊國屋書店　聖マリアンナ医大売店	044-977-8721
	紀伊國屋書店　横浜店	045-450-5901
	三省堂書店　新横浜店	045-478-5520
	ジュンク堂書店　藤沢店	0466-52-1211
	阪急ブックファースト 青葉台店	045-989-1781

	丸善　ラゾーナ川崎店	044-520-1869
	有隣堂　本店医学書センター	045-261-1231
	有隣堂　北里大学売店	0427-78-5201
	有隣堂　横浜西口医学書センター	045-311-6265
	横浜市立大学生協医学部福浦店	045-785-0601

＜東 京＞

千代田区	三省堂書店本店メディカルブックセンター	03-3233-3312
	三省堂書店有楽町店	03-3292-7653
	丸善　お茶の水店	03-3295-5581
	丸善　丸の内本店	03-5288-8881
中央区	丸善　日本橋店	03-3272-7211
	八重洲ブックセンター	03-3281-1811
港区	文永堂書店（慈恵医大内）	03-3431-5805
新宿区	紀伊國屋書店　新宿本店	03-3354-0131
	慶應義塾大学生協　信濃町店	03-3341-6355
	三省堂書店　女子医大店	03-3203-8346
	ブックファースト新宿店	03-5339-7611
文京区	東京医科歯科大学生協	03-3818-5232
	東京大学生協　本郷書籍部	03-3811-5481
	文光堂書店　本郷店	03-3815-3521
	文光堂書店　日医大店	03-3824-3322
品川区	医学堂書店	03-3783-9774
	昭和大学生協	03-3784-8268
大田区	稲垣書店	03-3766-0068
	丸善　東邦大学売店	03-5753-1466
世田谷区	紀伊國屋書店　玉川高島屋店	03-3709-2091
渋谷区	MARUZEN＆ジュンク堂書店　渋谷店	03-5456-2111
豊島区	三省堂書店　池袋本店	03-6864-8900
	ジュンク堂書店　池袋店	03-5956-6111
板橋区	文光堂書店　板橋日大店	03-3958-5224
	帝京ブックセンター	03-6912-4081
都下	オリオン書房ノルテ店	042-527-1231
	木内書店	0423-45-7616
	コーチャンフォー　若葉台店	042-350-2800
	文光堂　杏林大学医学部店	0422-48-0335
	ジュンク堂書店　吉祥寺店	0422-28-5333
	ジュンク堂書店　立川高島屋店	042-512-9910
	MARUZEN　多摩センター店	042-355-3220

＜甲信越・北陸＞

山梨	ジュンク堂書店　岡島甲府店	055-231-0606
	丸善山梨大学医学部購買部	055-220-4079
	明倫堂書店　甲府店	0552-74-4331
長野	信州大学生協松本書籍部	0263-37-2983
	平安堂　長野店	026-224-4545
	MARUZEN　松本店	0263-31-8171
	宮脇書店　松本店	0263-24-2435
	明倫堂書店	0263-35-4312
新潟	紀伊國屋書店　新潟店	025-241-5281
	考古堂書店	025-229-4050
	考古堂書店　新潟大学医学部店	025-223-6185
	ジュンク堂書店　新潟店	025-374-4411
	西村書店	025-223-2388
	新潟大学生協池原店	025-223-2565
	宮脇書店　長岡店	0258-31-3700
富山	紀伊國屋書店　富山店	076-491-7031
	中田図書販売　富山大学杉谷キャンパス売店	0764-34-0929
	中田図書販売　大泉本社	0764-21-0100
	Books なかだ本店　専門書館	0764-92-1197
石川	うつのみや　金沢香林坊店	076-234-8111
	金沢大学生協　医学部店	076-264-0583
	金沢ビーンズ明文堂書店　金沢県庁前本店	076-239-4400
	紀伊國屋書店　金沢医大ブックセンター	076-286-1874
	前田書店	076-261-0055

| 福井 | 勝木書店　新二の宮店 | 0776-27-4678 |
| | 勝木書店　福井大学医学部店 | 0776-61-3300 |

＜東 海＞

岐阜	岐阜大学生協　医学部店	058-230-1164
	丸善　岐阜店	058-297-7008
静岡	ガリバー　浜松店	053-433-6632
	マルサン書店　仲見世店	0559-63-0350
	MARUZEN＆ジュンク堂書店　新静岡店	054-275-2777
	谷島屋　浜松医大売店	053-433-7837
	谷島屋　浜松本店	053-457-4165
愛知	大竹書店	052-262-3828
	三省堂書店　名古屋本店	052-566-6801
	名古屋市立大学生協　医学部店	052-852-7346
	名古屋大学生協　医学部店	052-731-6815
	丸善　愛知医大売店	052-264-4811
	MARUZEN　名古屋本店	052-238-0320
	丸善　藤田医科大学売店	0562-93-2582
三重	三重大学生協　BII店	0592-32-9531
	ワニコ書店	0592-31-3000

＜関 西＞

滋賀	大垣書店　フォレオ大津一里山店	077-547-1020
	滋賀医科大学生協	077-548-2134
京都	大垣書店　イオンモールKYOTO店	075-692-3331
	ガリバー　京都店	075-751-7151
	京都大学生協　南部ショップ	075-752-1686
	京都府立医科大学生協医学部店	075-251-5964
	神陵文庫　京都営業所	075-761-2181
	辻井書院	075-791-3863
	丸善　京都本店	075-253-1599
大阪	アゴラブックセンター	072-621-3727
	大阪市立大学生協　医学部店	06-6645-3641
	大阪大学生協　医学部店	06-6878-7062
	紀伊國屋書店　梅田本店	06-6372-5824
	紀伊國屋書店　近畿大学医学部ブックセンター	072-368-6190
	紀伊國屋書店　グランフロント大阪店	06-7730-8451
	ジュンク堂書店　大阪本店	06-4799-1090
	ジュンク堂書店　近鉄あべのハルカス店	06-6626-2151
	ジュンク堂書店　松坂屋高槻店	072-686-5300
	ジュンク堂書店　難波店	06-4396-4771
	神陵文庫　大阪支店	06-6223-5511
	神陵文庫　大阪医科大学店	0726-83-1161
	神陵文庫　大阪大学医学部病院店	06-6879-6581
	MARUZEN＆ジュンク堂書店　梅田店	06-6292-7383
	ワニコ書店　枚方店	072-841-5444
兵庫	紀伊國屋書店　兵庫医科大学売店	0798-45-6446
	神戸大学生協　医学部メディコ・アトリウム店	078-371-1435
	ジュンク堂書店　三宮店	078-392-1001
	ジュンク堂書店　姫路店	079-221-8280
	神陵文庫　本社	078-511-5551
奈良	奈良栗田書店	0744-24-3225
和歌山	神陵文庫　和歌山店	073-433-4751
	TSUTAYA WAY・ガーデンパーク　和歌山店	073-480-5900
	宮脇書店　ロイネット和歌山店	073-402-1472
	和歌山県立医科大学生協	0734-48-1161

＜中 国＞

鳥取	鳥取大学生協　医学部ショップ	0859-31-6030
島根	島根井上書店	0853-22-6577
	島根大学生協医学部店	0853-31-6322
岡山	岡山大学生協コジカショップ	086-235-7047
	喜久屋書店　倉敷店	086-430-5450
	神陵文庫　岡山営業所	086-223-8387
	泰山堂書店　川崎医大売店	086-462-2822
	泰山堂書店　鹿田本店	086-226-3211
	津山ブックセンター	0868-26-4047
	丸善　岡山シンフォニービル店	086-233-4640

広島	井上書店	082-254-5252
	紀伊國屋書店　広島店	082-225-3232
	紀伊国屋書店　ゆめタウン広島店	082-250-6100
	ジュンク堂書店　広島駅前店	082-568-3000
	神陵文庫　広島営業所	082-232-6007
	広島大学生協　霞店	082-257-5943
	フタバ図書　TERA広島府中店	082-561-0771
	フタバ図書　MEGA	082-830-0601
	MARUZEN　広島店	082-504-6210
山口	井上書店　宇部店	0836-34-3424
	山口大学生協　医心館ショップ	0836-22-5067

＜四 国＞

徳島	紀伊國屋書店　徳島店	088-602-1611
	久米書店	088-623-1334
	久米書店　徳島大前店	088-632-2663
	徳島大学生協　蔵本店	088-633-0691
香川	ジュンク堂書店　高松店	087-832-0170
	宮脇書店　本店	087-851-3733
	宮脇書店　香川大学医学部店	087-898-4654
	宮脇書店　総本店	087-823-3152
	宮脇書店　南本店	087-869-9361
愛媛	紀伊國屋書店　いよてつ高島屋店	089-932-0005
	ジュンク堂書店　松山店	089-915-0075
	新丸三書店	089-955-7381
	新丸三書店　愛媛大学医学部店	089-964-1652
	宮脇書店　新居浜本店	0897-31-0586
高知	金高堂　本店	088-822-0161
	金高堂　高知大学医学部店	088-866-1461

＜九州・沖縄＞

福岡	井上書店　小倉店	093-533-5005
	喜久屋書店　小倉店	093-514-1400
	紀伊國屋書店　久留米店	0942-45-7170
	紀伊國屋書店　福岡本店	092-434-3100
	紀伊國屋書店　ゆめタウン博多店	092-643-6721
	九州神陵文庫　本社	092-641-5555
	九州神陵文庫　久留米大学医学部店	0942-34-8660
	九州神陵文庫　福岡大学医学部店	092-801-1011
	九州大学生協　医系書籍部	092-651-7134
	ジュンク堂書店　福岡店	092-738-3322
	白石書店　産業医科大学売店	093-693-8300
	ブックセンタークエスト小倉本店	093-522-3912
	MARUZEN　博多店	092-413-5401
佐賀	紀伊國屋書店　佐賀医大ブックセンター	0952-30-0652
	紀伊國屋書店　佐賀店	0952-36-8171
長崎	紀伊國屋書店　長崎店	095-811-4919
	長崎大学生協	095-849-7159
熊本	九州神陵文庫　熊本大学医学部病院店	096-373-5884
	金龍堂書店　まるぶん店	096-356-4733
	熊本大学生協　医学店	096-373-5433
	蔦屋書店　熊本三年坂店	096-212-9111
大分	九州神陵文庫　大分営業所	097-549-3133
	九州神陵文庫　大分大学医学部店	097-549-4881
	ジュンク堂書店　大分店	097-536-8181
	明林堂書店　大分本店	097-573-3400
宮崎	メディカル田中	0985-85-2976
鹿児島	鹿児島大学生協　桜ヶ丘店	099-265-4574
	紀伊國屋書店　鹿児島店	099-812-7000
	九州神陵文庫　鹿児島営業所	099-225-6668
	ジュンク堂書店　鹿児島店	099-216-8838
	ブックスミスミ　オプシア	099-813-7012
沖縄	琉球光和考文堂	098-945-5050
	ジュンク堂書店　那覇店	098-860-7175

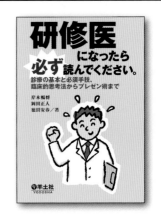
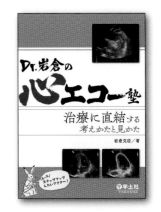

年間総目次

2020-2021 Vol.22-No.1〜18

バックナンバーは全巻おそろいですか？
年間の内容を項目別にご紹介します

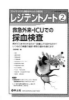
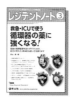
◆ 連 載 ◆

（右の数字は「No.-ページ」. 完マークは終了している連載です）

◆ 実践！ 画像診断Q&A─このサインを見落とすな

◆ 臨床検査専門医がコッソリ教える… 検査のTips！

増刊

◆ レジデントノート増刊 ◆

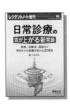
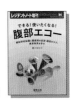
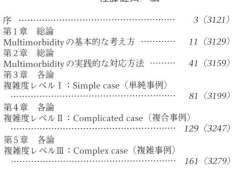

レジデントノート　次号**4**月号　予告

（Vol.23 No.1）2021 年 4 月 1 日発行

特　集

症候別に身につける
心電図のキホンと現場での対応（仮題）

編集／矢加部大輔（九州医療センター 循環器内科）

心電図は，医学生のころから勉強しているにも関わらず研修医の先生が苦手とするテーマのひとつです．読み解くことに意識が傾き，得られた情報を臨床現場でどのように活かせばよいのか判断に困るといった声をよく伺います．
そこで4月号では，失神や胸痛，動悸などといった救急外来で遭遇することの多い「症候」を切り口として，心電図の注目すべき所見はどこか，その後の対応はどうすればよいかといった実践で役立つポイントをわかりやすくご解説いただきます．

連　載

※タイトルはすべて仮題です．内容，執筆者は変更になることがございます．

レジデントノート購入のご案内

これからも臨床現場での「困った!」「知りたい!」に答えていきます!

年間定期購読 (送料無料)

● 通常号（月刊2,000円×12冊）
………… 定価（本体24,000円＋税）

● 通常号＋増刊号
（月刊2,000円×12冊＋増刊4,700円×6冊）
………… 定価（本体52,200円＋税）

● 通常号＋ WEB版 ※1
………… 定価（本体27,600円＋税）

● 通常号＋ WEB版 ※1＋増刊号
………… 定価（本体55,800円＋税）

便利でお得な
年間定期購読を
ぜひご利用ください!

✔送料無料※2
✔最新号がすぐ届く!
✔お好きな号から
はじめられる!
✔WEB版で
より手軽に!

※1 WEB版は通常号のみのサービスとなります
※2 海外からのご購読は送料実費となります

下記でご購入いただけます
● お近くの書店で
レジデントノート取扱書店（小社ホームページをご覧ください）
● ホームページから または 小社へ直接お申し込み
www.yodosha.co.jp/
TEL 03-5282-1211（営業）FAX 03-5282-1212

◆ 編集部より ◆

2020年度を締めくくる本号では，救急・ICUで使用する循環器の薬を特集しました．変化する循環動態に応じて何を考えて処方するのか，ご専門の先生方の処方の機微を感じていただけたら幸いです．

またこの1年，新型コロナウイルスの影響で大変なご状況のなか，ご執筆・ご指導をいただきました先生方に，心より感謝を申し上げます．今年度は"いつもと違う"始まりで，研修生活で戸惑うことも多くあったのではと思います．改めて小誌にできることを考え，少しでも研修医の方をサポートできるよう努めてまいります．
(田中)

レジデントノート

Vol. 22 No. 18 2021〔通巻310号〕
2021年3月1日発行 第22巻 第18号
ISBN978-4-7581-1658-9
定価 本体2,000円＋税（送料実費別途）

年間購読料
24,000円＋税（通常号12冊，送料弊社負担）
52,200円＋税（通常号12冊，増刊6冊，送料弊社負担）
※海外からのご購読は送料実費となります
※価格は改定される場合があります

郵便振替 00130-3-38674

© YODOSHA CO., LTD. 2021
Printed in Japan

発行人 一戸裕子
編集人 久本容子
副編集人 保坂早苗
編集スタッフ 田中桃子，遠藤圭介，
清水智子，伊藤 駿
広告営業・販売 松本崇敬，中村恭平，加藤 愛
発行所 株式会社 羊 土 社
〒101-0052 東京都千代田区神田小川町2-5-1
TEL 03（5282）1211／FAX 03（5282）1212
E-mail eigyo@yodosha.co.jp
URL www.yodosha.co.jp/
印刷所 三報社印刷株式会社
広告申込 羊土社営業部までお問い合わせ下さい．

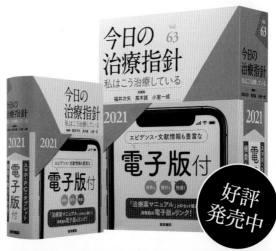
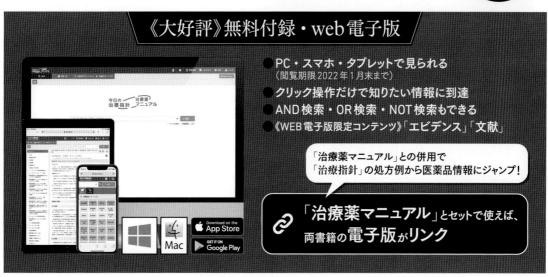

糖尿病専門医研修ガイドブック（改訂第8版）

日本糖尿病学会専門医取得のための研修必携ガイド

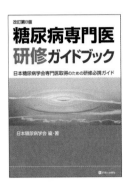

日本糖尿病学会　編集

□B5判　580頁　定価（本体8,500円＋税）ISBN978-4-7878-2432-5

日本糖尿病学会専門医認定委員会による「糖尿病専門医研修カリキュラム」に準拠したガイドブックの改訂第8版．2017年発行の改訂第7版の項目を改めて大幅に見直した．『糖尿病診療ガイドライン2019』に準拠し，食事療法，患者の自己管理教育・療養指導を充実．新規薬剤や臨床エビデンスについてもアップデート．日本糖尿病学会が総力を結集したスタンダードテキストであり，糖尿病専門医を目指すすべての医師必携の書！

■目次

糖尿病学2020

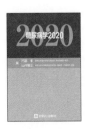

国家公務員共済組合連合会　虎の門病院院長　**門脇　孝**　編集
東京大学大学院医学系研究科　糖尿病・代謝内科教授　**山内　敏正**

□B5判・156頁・定価（本体9,500円＋税）ISBN978-4-7878-2463-9

日進月歩の進歩を遂げる糖尿病学のなかでも特にわが国発の研究に重点を置いて重要な課題を取り上げ，専門的に解説したイヤーブック．今年もこの1年の基礎的研究，臨床・展開研究の成果が19編の論文に凝集されている．糖尿病研究者のみならず，一般臨床医にとっても必読の書．

診断と治療社

〒100-0014　東京都千代田区永田町2-14-2山王グランドビル4F
電話 03（3580）2770　FAX 03（3580）2776
http://www.shindan.co.jp/
E-mail:eigyobu@shindan.co.jp

（20.12）

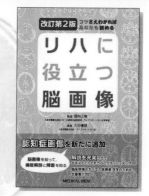
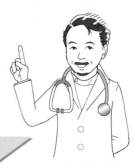
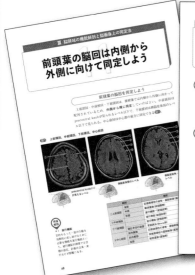
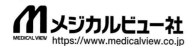
メジカルビュー社
https://www.medicalview.co.jp

※ご注文，お問い合わせは最寄りの医書取扱店または直接弊社営業部まで。
〒162-0845　東京都新宿区市谷本村町2番30号
TEL.03（5228）2050　FAX.03（5228）2059
E-mail（営業部）eigyo@medicalview.co.jp

スマートフォンで
書籍の内容紹介や目次が
ご覧いただけます。

終末期の肺炎

編集 ● 大浦 誠 南砺市民病院 内科／総合診療科 医長

- B5判 168頁
- 定価3,960円
  （本体3,600円＋税10％）
- ISBN 978-4-525-21051-9
- 2021年1月発行

とことんこだわる
必死に悩む
だから差が出る

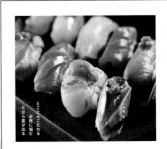

終末期の肺炎，この言葉を聞いたとき，あなたはネガティブな感情をもたなかっただろうか？ 繰り返す誤嚥，認知症での意思決定，抗菌薬の使い方，胃ろうの是非と栄養管理，リハビリの設定…と終末期の肺炎は悩ましいことだらけなのである．本書ではそれらの問題をどこまでも深め，正しく悩むための判断材料やフレームワークを紹介している．

Contents

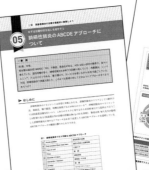
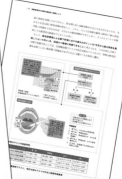

詳しくはWebで

9784525210519

南山堂 〒113-0034 東京都文京区湯島4-1-11
TEL 03-5689-7855 FAX 03-5689-7857（営業）
URL http://www.nanzando.com
E-mail eigyo_bu@nanzando.com

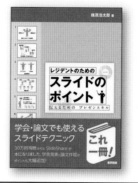
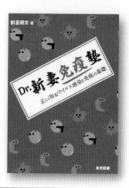
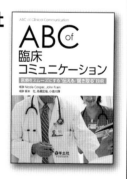
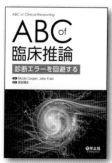

レジデントノート　3月号
掲載広告　INDEX